LE GUIDE PRATIQUE DE L'ALLAITEMENT

MARABOUT

LE GUIDE PRATIQUE DE L'ALLAITEMENT

CHRISTILLA PELLE-DOUËL
avec la collaboration de
CATHERINE BOITE
puéricultrice, formée en consultations d'allaitement

MARABOUT

AVANT-PROPOS

La France est un curieux pays… Alors que dans les médias et les discours des professionnels de la santé l'on n'entend que louanges des vertus de l'allaitement maternel, les mères qui choisissent l'allaitement sont loin de représenter la majorité des femmes.

Les chiffres sont trompeurs : en effet, le pourcentage de mamans choisissant d'allaiter est en augmentation, passant de 48,8 % en 1998 à 54,5 % en 2001 (certificat du 8e jour de l'enfant) puis à 55 % en 2005. Formidable ? Pas vraiment, si on observe la situation de plus près : en réalité, il s'agit des mamans qui allaitent à la naissance. Deux études de l'INSERM[1] montrent que 50 % de ces bébés allaités sont déjà sevrés à 8 semaines ; à 12 semaines, ce sont 70 % d'entre eux qui ne tètent plus le sein de leur maman ! Autant dire que le nombre de bébés encore allaités à l'âge de 3 mois est proche de zéro. Au-delà de 6 mois, les enfants encore au sein sont considérés comme des ovnis (et leurs mères aussi !). À 2 ans, en France, on estime le nombre d'enfants allaités à… 0 % ! Et quand on aborde le sujet de l'allaitement intégral, c'est encore pire : seuls 14,8 % des bébés de 0 à 4 mois recevraient une alimentation uniquement maternelle. Et pourtant selon l'INPES[2], 75 % des futures mamans affirment vouloir allaiter leur bébé.

D'après les données de l'OMS[3] transmises par les pays eux-mêmes, la France occupe en matière d'allaitement l'avant-dernière place en Europe, avec un taux d'enfants allaités à la naissance de 48,8 % en 1998, juste avant l'Irlande (34 %). En tête caracolent bien sûr la Suède, le Danemark, la Norvège, la Suisse, mais aussi, sans doute pour des raisons traditionnelles, la Roumanie, la Turquie et la Croatie, avec un taux supérieur à 90 % des bébés allaités à la naissance…

Les enfants nourris au biberon restent encore majoritaires en France. On assiste même à des déclarations hostiles à l'allaitement allant jusqu'à parler de « terrorisme de l'allaitement »… Or les chiffres parlent d'eux-mêmes. Il ne s'agit pas de militer mais d'informer et de donner aux mères les moyens de décider.

---

1. Institut national de la santé et de la recherche médicale.
2. Institut national pour l'éducation à la santé.
3. Organisation mondiale de la santé.

Car des études suivies de recommandations provenant d'organismes aussi sérieux que l'OMS au plan mondial, ou l'ANAES[4] au plan national, insistent sur l'importance essentielle, pour la santé des enfants et de leur mère, de l'allaitement exclusif au moins jusqu'à l'âge de 6 mois. (Ces recommandations sont d'ailleurs peu diffusées dans notre pays, tant auprès des professionnels de santé que des parents).

Alors, pourquoi une situation aussi catastrophique dans notre pays ne suscite-t-elle aucune réaction ? Et pourquoi l'allaitement suscite-t-il même, souvent, des réactions franchement hostiles ?

Les explications sont multiples, et elles sont souvent liées.

Jusqu'au début du XXe siècle, pour des raisons tant médicales (les enfants meurent encore en bas âge) qu'économiques et industrielles (les laits artificiels n'existent qu'à peine), l'allaitement maternel est considéré comme étant le mode d'alimentation des bébés, au-delà même de leur première année (il n'est pas rare, y compris dans les couches les plus aisées de la population, que les enfants continuent de téter jusqu'à 3 ans. Dans ces cas-là, il s'agit de nourrices… ce qui n'est pas tout à fait la même chose !).

Avec la guerre de 1914-1918, le discours change, pour connaître son apogée après la Seconde Guerre mondiale. D'une part, les industriels mettent au point des laits infantiles de substitution de plus en plus élaborés, s'ouvrant ainsi des perspectives économiques formidables, et, d'autre part, ce « progrès » technique coïncide avec des changements médicaux. Le développement de préoccupations hygiénistes et modernistes, accompagné d'un souci de contrôle et d'évaluation des résultats, finit de convaincre le corps médical des bienfaits et même de la supériorité du biberon sur le sein. Au moins, avec le biberon, c'est propre, stérilisé, et on peut mesurer ce qu'on donne à l'enfant ! L'allaitement, lui, ne permet aucune mesure de quantité, le seul instrument de contrôle n'étant que le bébé lui-même. Cette tendance va s'intensifiant, via le marketing, la publicité et les médias.

À ces nouveaux discours s'ajoute l'émergence de bouleversements sociaux radicaux et profonds : les femmes travaillent de plus en plus (le mouvement s'est

4. Agence nationale d'accréditation et d'évaluation en santé.

amorcé dès la Première Guerre mondiale). Pour elles, le biberon devient un instrument de libération, au même titre que le travail. Elles découvrent et prennent leur autonomie. Le sein, dans l'imaginaire féminin, devient le symbole de l'aliénation et de l'arriération des femmes qui ont prévalu durant des siècles. Les féministes françaises emboîtent le pas – spécialité française, où la maternité, depuis Simone de Beauvoir, a été considérée par les féministes pures avec le plus grand soupçon… Aux États-Unis, d'autres discours féministes glorifiant la maternité en tant que spécificité féminine ont eu leur part. L'allaitement est alors considéré comme un frein à l'équité hommes/femmes.

Cette vision est confortée par les psychologues et psychanalystes, qui voient dans l'allaitement non pas une donnée naturelle et « allant de soi » de la maternité, mais bien plutôt une exception, une sorte de comportement marginal des 6 mois fatidiques qui correspondent à la poussée dentaire ; les mères sont soupçonnées d'entretenir une relation trouble avec leur enfant et d'entraver son équilibre et son développement psychiques en refusant la séparation prônée par les psys. Car c'est cette fameuse séparation (où intervient le père) qui conduirait directement à « l'autonomisation » et la « socialisation » des bébés. Pour Françoise Dolto, « il faut castrer la langue du téton pour que l'enfant puisse parler ». Comme le souligne à juste titre Nathalie Roques dans un livre passionnant[5] (et fort contesté, il faut le souligner) : « C'est l'intérêt particulièrement vif suscité par [les] spécialistes qui peut surprendre : ils se désintéressent en général de l'allaitement, de son installation, de son évolution, de ses implications. Mais pas de son arrêt. »

Toutes ces composantes ont inversé dans notre pays deux visions de la nutrition du bébé : de naturel, l'allaitement maternel est devenu objet de soupçon et de curiosité, tandis que l'allaitement artificiel prenait la place de l'alimentation évidente. Dans les années 1960-1980, il allait de soi de choisir le biberon pour son enfant. Et voilà qu'en une génération, les jeunes mères ont oublié comment donner le sein : nourries au biberon elles-mêmes, elles n'ont pas eu l'occasion de voir leur mère allaiter leurs frères et sœurs. Quand arrive leur bébé, elles sont perdues. Comment faire ? Quels gestes ? Est-ce que ça fait mal ? Combien de fois ? « Est-ce que je dois me désinfecter les seins ? » Désemparées, elles ne savent pas que les seins coulent, que le lait jaillit.

---

5. Nathalie Roque, *Au sein du monde*, L'Harmattan, Paris, 2001

Face à elles, des professionnels de la santé (médecins en tête – pédiatres et gynécologues –, mais aussi sages-femmes et puéricultrices qui continuent de proposer des biberons de complément, au risque de faire capoter un allaitement à son début) qui, dans l'écrasante majorité des cas, tiennent un discours incompétent, voire désastreux par rapport à l'allaitement.

Et si les professionnels de santé n'y connaissent rien, c'est que leur formation ne les y prépare pas : dans le cursus médical, y compris en pédiatrie, aucun certificat concernant l'allaitement – à part un seul diplôme universitaire dirigé par le docteur Marie Thirion (par ailleurs auteur d'un remarquable ouvrage[6]), auquel peuvent aspirer médecins et professionnels de santé. Seule l'alimentation dans son ensemble (biberon et allaitement mis sur une même échelle de valeurs) est étudiée. Depuis quelques années, les sages-femmes et les puéricultrices ont certes accès à une information systématique sur l'allaitement, mais cela reste insuffisant. Si elles désirent en savoir plus long, les puéricultrices doivent s'inscrire, au cours de leur exercice professionnel, à des sessions de formation payante. Et cela n'a rien d'obligatoire.

D'ailleurs, il existe peu de consultations d'allaitement dans les maternités en France, comme c'est le cas dans les pays scandinaves ou en Grande-Bretagne, où les mères peuvent venir demander aide et conseils, ou tout simplement parler !

Quant aux maternités « Amies des bébés », c'est-à-dire identifiées par l'OMS comme favorisant la mise en place de l'allaitement, elles ne sont que dix pour toute la France, dont trois nouvellement labellisées en décembre 2009 (voir p. 111) ! Quelques maternités, ici et là, sans être estampillées « Amies des bébés », offrent aux futures mères une sensibilisation et un soutien à l'allaitement. Mais cela reste encore si marginal…

Et puis il y a le discours ambiant, passionnel, dès qu'on aborde l'allaitement. Les Français sont mal à l'aise avec le sujet… Les seins semblent ne pas devoir appartenir aux bébés trop longtemps. Fantasme de dévoration ? Unique statut érotique des seins dans notre pays ? Amusez-vous à faire le test et, dans une conversation, lancez le sujet de l'allaitement prolongé : vous ne serez pas déçue des réactions, qui iront de la curiosité au mieux, jusqu'au franc dégoût… Vous

6. Marie Thirion, *L'Allaitement, de la naissance au sevrage*, Albin Michel, Paris, 2004.

entendrez tous les clichés sur le sujet : « Ça abîme les seins », « Il faut que les enfants quittent leur mère », « Les femmes ne sont pas des vaches laitières *(sic)* », « Ils doivent mordre », etc.

Pour ma part, quand j'ai évoqué dans mon entourage l'idée d'un guide pratique pour aider les mères à allaiter, la réponse a été : « C'est une bonne idée, mais il ne faut surtout pas culpabiliser les mères qui n'allaitent pas… » Curieuse réaction, qui met le biberon au centre des comportements « normaux » et l'allaitement à la marge. Car la question n'est pas là : ne pas allaiter devrait être un choix, au même titre que l'allaitement, mais en véritable connaissance de cause. Qui peut exercer un véritable choix sans en avoir tous les éléments ?

Quand on demande aux mères si elles ont le sentiment d'avoir été bien guidées pendant l'allaitement, c'est comme si un tabou sautait soudain : elles deviennent intarissables, racontent leur parcours difficile, leur solitude. Les sevrages injustifiés pour une mastite, les conseils contradictoires en cas d'engorgement, les bébés auxquels on donne un biberon de complément sans se poser de question, les diktats des médecins qui ordonnent l'arrêt de l'allaitement sans vraiment consulter la mère. Et puis le silence au moment du retour à la maison. Plus d'interlocuteur. Débrouillez-vous ! Combien de jeunes mamans savent-elles que la diversification alimentaire n'est pas souhaitable avant les 6 mois du bébé ?

En allaitant mes deux enfants, j'ai éprouvé l'immense solitude et le poids de la désapprobation sociale, la nécessité de se justifier sans cesse. (En revanche, qui demande aux mamans qui donnent le biberon de s'expliquer sur leur choix ? Qui s'étonne de voir un enfant de 8 mois ou de 1 an prendre un biberon ?) J'ai su ce que c'était de devenir un « alien » ou d'être considérée comme une « baba cool » (même en allaitant en tailleur et talons aiguilles !).

J'ai cherché en vain des réponses dans moult manuels… avant de mettre la main sur un livre américain[7], et un vieux manuel de la Leche League[8], réédité et actualisé depuis, qui soudain m'ont permis de franchir facilement ce qui semblait insurmontable. Par la suite, j'ai rencontré des responsables de diverses associations qui m'ont fait découvrir d'autres aspects de l'allaitement (comme

7. Sheila Kitzinger, *Breastfeeding your Baby*, Random House, New York.
8. Pour en savoir plus sur la Leche League, voir p. 108.

celui des jumeaux, que, naïvement, je ne pensais pas possible), ainsi que des puéricultrices, passionnées par le sujet, respectueuses des mères et de leurs enfants, qui entendaient et écoutaient vraiment.

Parmi ces puéricultrices se trouvait Catherine Boite. Elle m'a aidée, encouragée, critiquée, permis de rencontrer des jeunes mamans. L'idée du guide est donc venue simplement : j'avais envie de mettre tout ce que j'avais découvert au fur et à mesure de mes lectures, de mes rencontres dans un seul livre, simple, pratique et, je le souhaite, teinté d'une touche d'humour.

J'espère qu'il aidera les mamans, les bébés et aussi les pères à profiter pleinement de cette période magnifique de la vie qu'est l'allaitement, à en savourer les délices et à en découvrir toutes les séductions. Sans oublier le côté pratique de ce mode d'alimentation (donc éminemment moderne) : pas besoin de préparation, un lait toujours à bonne température, toujours stérilisé et en aussi grande quantité que le demande l'enfant… le tout sans vaisselle et sans dépense inutile. Pas un as du marketing qui puisse en dire autant !

DES RAISONS POUR ALLAITER

- POUR LE BÉBÉ
- POUR LA MAMAN

Ce guide le prouve à chaque page : les avantages de l'allaitement sont nombreux à condition qu'il soit exclusif et de longue durée. En outre, on sait aujourd'hui que, s'il est bénéfique pour l'enfant, il peut l'être aussi pour la mère.

---

pour le bébé

Curieusement, le discours des personnes non convaincues des bienfaits de l'allaitement est souvent affectif et passionnel. Or, les données objectives et rationnelles ne manquent pas. En voici quelques-unes, mises en avant par l'Organisation mondiale de la santé. Cette dernière a par ailleurs présenté, conjointement avec l'Unicef, en mars 2004, un document intitulé *Stratégie mondiale pour l'alimentation du nourrisson et du jeune enfant*, fruit de deux années de concertation au niveau mondial, lançant un appel aux gouvernements pour qu'ils s'emploient à promouvoir et préserver l'allaitement au sein.

affections diarrhéiques

Le lait maternel a deux avantages principaux dans la protection des enfants contre les maladies diarrhéiques, particulièrement délicates chez les nourrissons, en raison des risques de déshydratation. Les éléments protecteurs du lait maternel permettent en effet une meilleure résistance de l'organisme aux agents infectieux : la mère transmet ses propres anticorps à l'enfant, mais également des éléments tels que les IgA, qui rendent la muqueuse de l'intestin imperméable aux agents infectieux. Et l'on sait qu'un bébé allaité avale chaque jour environ 50 fois la dose de globulines reçue par un malade en manque de gammaglobulines...

De nombreuses études mettent en évidence que la proportion d'enfants atteints par des affections diarrhéiques est trois fois moins importante chez les bébés nourris au sein que chez les enfants nourris au biberon. Pour ce qui est des gastro-entérites à rotavirus (dites sévères), on en compte cinq fois moins. Quant à la maladie redoutée des bébés prématurés, l'entérocolite ulcéronécrosante, elle est vingt fois moins présente chez les tout-petits nourris au lait maternel.

Soulignons, enfin, que le lait maternel, rapidement digéré, permet de maintenir la nutrition et l'hydratation du bébé, même en cas d'atteinte de virus – ce qui est strictement impossible en cas d'alimentation au biberon.

Par ailleurs, le lait de la maman est stérile en toutes circonstances (sauf cas exceptionnels, comme par exemple la présence d'un abcès), y compris lorsqu'elle-même est atteinte d'une gastro-entérite ou d'une autre maladie d'origine virale.

affections ORL

Ces maladies, très fréquentes chez les petits enfants, ont été spécialement étudiées chez les bébés allaités. On sait aujourd'hui que l'allaitement apporte une protection significative aux nourrissons contre les otites, rhino-pharyngites, angines, laryngites.

Une étude américaine publiée en 1993 fait apparaître une diminution du risque d'otites à mesure que se prolonge l'allaitement. À 4 mois, les nourrissons allaités exclusivement souffraient deux fois moins d'otites que les enfants du même âge nourris au biberon alors que les bébés dont l'alimentation, au même âge, était déjà diversifiée avaient un taux d'otites supérieur de 40 %.

Les anticorps jouent leur rôle, sans aucun doute, mais, plus intéressant, il semble que la position même de l'enfant au sein influe sur cette protection : pour bien téter, un enfant allaité doit « aspirer » le mamelon jusqu'au palais mou, aidant ainsi la trompe d'Eustache à s'ouvrir – ce qui évite le séjour prolongé de mucosités à l'intérieur, cause fréquente des otites.

allergies

Une étude finlandaise a prouvé l'importance de l'allaitement dans la prévention des allergies, dont on sait qu'elles sont de plus en plus nombreuses chez les enfants. Ainsi, dans le groupe des adolescents (de 17 ans) ayant connu un allaitement prolongé, seulement 7 % des souffraient d'allergies, contre 23 % pour ceux dont l'allaitement avait duré entre 1 et 6 mois, et 54 % pour ceux qui avaient été nourris au sein durant moins de 1 mois.

À SAVOIR

L'introduction trop précoce de la diversification alimentaire (avant 6 mois) est un facteur aggravant de l'apparition des allergies alimentaires.

Les raisons sont les suivantes : si, pour les enfants allaités, le lait humain joue un rôle important dans le processus de maturation de la barrière intestinale (d'où la moindre prévalence d'infections intestinales), il la protège également et inhibe l'absorption des antigènes alimentaires.

asthme

Des études conduites par des chercheurs de l'INSERM 924 tendraient à prouver l'importance de l'allaitement dans la prévention des allergies et de l'asthme. Les allergènes inhalés par la mère passent dans le lait, et rendraient potentiellement le bébé tolérant à ceux-ci. Les scientifiques ont observé le phénomène sur des souris devenues résistantes à l'asthme après avoir été allaitées par des mères ayant inhalé des allergènes.

bronchiolite

Le lait humain possède les anticorps nécessaires pour lutter contre le virus syncytial, responsable de la bronchiolite (infection virale respiratoire). Une étude de 2002, destinée à évaluer les facteurs augmentant le risque de bronchiolite chez les enfants de moins de 2 ans, en apporte des indices probants.

Les enfants hospitalisés ainsi que ceux consultant pour bronchiolite ont été examinés et leurs parents ont répondu à un questionnaire sur divers points : les antécédents médicaux familiaux et ceux de l'enfant, l'alimentation, la prématurité, l'environnement, l'exposition ou non au tabagisme.

Il est apparu que les facteurs aggravants de risque de bronchiolite étaient des antécédents familiaux d'asthme ainsi que la prématurité. En revanche, le fait que l'enfant ait été ou soit encore au sein lors de l'étude faisait apparaître un risque moindre de contracter une bronchiolite.

cerveau

En 1988, des chercheurs américains, au moyen de nombreux tests, ont fait apparaître l'influence de l'allaitement maternel à long terme sur le développement du cerveau (Morrow-Tlucak M., Houde R.H., Ernhart G.B.). Il apparaît que les enfants de 1 à 2 ans allaités au long cours obtenaient de meilleurs résultats aux tests que ceux nourris au biberon. Mêmes conclusions chez des chercheurs écossais ayant fait des tests sur des enfants allaités de 18 mois.

Par ailleurs, une équipe de pédiatres hollandais a fait une étude portant sur 135 enfants allaités et 391 nourris au biberon. Ces bébés faisaient partie de trois groupes formés à partir de critères neurologiques : 247 enfants ne présentaient aucun déficit, 213 présentaient des déficits légers et 66 des déficits graves. Ils ont été réexaminés à l'âge de 9 ans : 401 n'avaient aucun déficit, 125 avaient des problèmes neurologiques, dont 21 graves. Or, il est apparu que la fréquence des anomalies était plus importante chez les enfants non allaités. Le lait maternel semblait avoir joué un rôle de « régulateur » chez les enfants atteints de troubles légers. Bien entendu, ces résultats sont à prendre avec prudence.

L'une des explications repose sur la composition du lait maternel, riche en lactose et en acides gras polyinsaturés, aliments idéaux du cerveau humain. Cela ne veut pas dire que le lait maternel rend les enfants plus intelligents ! Il favorise simplement un développement plus rapide et harmonieux des facultés neurologiques et intellectuelles.

diabète

En 1995, une équipe finlandaise et une équipe américaine ont apporté la preuve que l'allaitement a un effet bénéfique pour lutter contre le risque de diabète (insulino-dépendant et non insulino-dépendant). En effet, l'introduction de lait de vache avant l'âge de 4 mois augmente le risque d'apparition du diabète. Par ailleurs, on sait aujourd'hui que l'obésité est l'un des facteurs favorisant du diabète non insulino-dépendant… et on connaît l'effet du lait maternel contre l'obésité (voir ci-contre).

À SAVOIR

On sait maintenant que l'allaitement prolongé diminue le risque de cancer du sein chez les mères allaitantes… et chez les filles allaitées. On ne connaît pas bien pour l'instant les raisons de ces facteurs protecteurs de l'allaitement. On suppose que les propriétés anti-infectieuses du lait maternel jouent un rôle dans ce processus complexe…

infections urinaires

Il semble là encore que le lait humain ait un rôle positif à jouer. Étant très riche en oligosaccharides, nutriments qui ont la propriété d'inhiber l'adhérence des bactéries aux cellules épithéliales (muqueuse urinaire), le lait diminue le risque de développement des infections.

mâchoires

Les mouvements de la tétée permettent une bonne mise en place de la langue sur le palais et sur les mâchoires. Les muscles faciaux sont sollicités de telle manière qu'ils accompagnent un développement équilibré des mâchoires. Les enfants allaités longtemps ont des dents mieux placées (les mâchoires se développent en largeur, toutes les dents ont la place de pousser) et non pas projetées vers l'avant par des mâchoires trop étroites. Il est avéré que les enfants allaités ont moins besoin d'appareils orthodontiques que les enfants nourris au biberon.

Autre avantage, par voie de conséquence : ils ont moins de difficultés d'élocution, en raison de la bonne place des dents et de la langue. Claude Didierjean-Jouveau, de la Leche League, explique que certains dentistes sont capables de détecter sur des mâchoires adultes ceux qui ont été allaités longtemps !

obésité

Le caractère « anti-obésité » du lait maternel est avéré. La raison est pourtant paradoxale car ce sont les lipides contenus dans le lait qui joueraient ce rôle. En effet, les protéines, contrairement aux lipides, favorisent la multiplication des cellules, y compris celle des adipocytes (cellules graisseuses) responsables de la prise de poids. En revanche, les lipides contenus dans le lait humain, très gras (55 % de lipides et seulement 7 % de protéines), mettent en « veilleuse » la multiplication de cellules pendant les premières années de l'enfant.

Par ailleurs, les bébés allaités régulent seuls leur appétit. Quand ils ont faim, ils réclament, pas davantage. À l'inverse, il semble que les bébés nourris au biberon n'aient pas la même capacité à réguler leur consommation de calories. En effet, le lait industriel est le même, du début à la fin de la tétée, contrairement au lait maternel dont la composition varie. Le lait de fin de tétée contient les lipides qui répondent aux besoins nutritifs des bébés et donc les rassasie.

Une étude menée en Europe et joliment appelée « DARLING » a mis en évidence de grandes différences chez des enfants selon qu'ils avaient ou non été allaités pendant les deux premières années. Les enfants allaités étaient plus minces entre 5 et 24 mois. Or, on sait aujourd'hui que la prise de poids durant les quatre premiers mois de vie est corrélée au risque de surpoids à l'âge de 7 ans. L'allaitement pourrait avoir une influence sur le métabolisme de la leptine, une hormone qui intervient dans la régulation de l'appétit et des réserves en lipides. Selon certaines études, le non-allaitement serait responsable à hauteur de 15 à 20 % chez les personnes en surpoids. Dans tous les cas, la relation entre l'obésité infantile et l'obésité à l'âge adulte a été prouvée : plus on est en surpoids enfant,

À SAVOIR

L'OMS et l'Unicef ont lancé et soutiennent la **Semaine mondiale de l'allaitement maternel**. Cette manifestation a lieu tous les ans en octobre et est destinée à informer les parents et les instances publiques et privées de l'intérêt de l'allaitement. En France, le but est d'atteindre 70 % de mères allaitant en 2011. Les thèmes varient chaque année (en 2009, il s'agissait de « L'allaitement en situation d'urgence »). Lors de cette semaine, des conférences, des rencontres, des informations, ont lieu un peu partout en France. Pour savoir où se rendre et connaitre les programmes, il suffit de se connecter au site de la Leche League (www.lllfrance.org) ou de la Coordination française pour l'allaitement (www.coordination-allaitement.org).

plus on risque de devenir un adulte obèse. Dans ces conditions, l'impact favorable de l'allaitement sur le poids mérite d'être pris en compte dans la décision de nourrir son bébé au sein.

ostéoporose

Des chercheurs ont découvert que le taux d'ocytocine (responsable de la lactation) jouerait un rôle dans la protection contre l'ostéoporose. Les femmes présentant des signes d'ostéoporose ont un taux moindre de cette hormone. Or, si l'on allaite, le taux d'ocytocine augmente.

Et l'on sait, par ailleurs, qu'avoir allaité fait diminue le risque d'ostéoporose. Il faudra toute fois attendre un peu pour que la corrélation soit pleinement établie.

pour la maman

Il s'agit ici d'une merveilleuse vertu de l'allaitement : **en donnant le sein, les mamans perdent du poids !** Elles « déstockent » les kilos pris durant la grossesse, qui servent justement, en partie, à assurer des réserves destinées à l'allaitement !

Conclusion logique (et biologique) : en fabriquant le lait, notre organisme fait appel à toutes les réserves disponibles. Mais attention : n'imaginez pas qu'allaiter 2 semaines reviendra à suivre un régime magique ! La perte de poids se fait progressivement, au fur et à mesure de la croissance de l'enfant et de l'augmentation de ses besoins. Le Subcommittee on Nutrition during Lactation (Comité d'études sur la nutrition durant la lactation) de l'Académie des sciences de Washington a établi qu'au cours des 6 premiers mois d'allaitement, les mères se nourrissant à leur faim perdent de 0,6 à 0,8 kg par mois, sans aucune contrainte. Évidemment, toutes les femmes ne sont pas faites sur le même modèle : certaines auront le plaisir de fondre à vue d'œil, le processus sera moins rapide pour d'autres ; mais, pour toutes, la perte de poids est une réalité. Par ailleurs, si l'allaitement se poursuit au-delà d'une année, la perte des kilos continue… doucement mais sûrement.

La perte de poids est non seulement réelle sur la balance mais les kilos perdus sont surtout de la graisse ! Autrement dit, ce sont les petits bourrelets, les cuisses rondouillettes et les hanches replètes, sans parler de l'affreuse « peau d'orange cellulite », qui fondent. De nombreuses femmes ont même remarqué qu'elles récupéraient une silhouette plus fine, plus tonique qu'avant la grossesse.

faites du sport !

Profitez de ces conditions optimales pour vous remettre au sport : vous avez tout à y gagner. Vous accentuerez le déstockage des kilos en trop, vous développerez votre musculature (très utile quand on a un bébé à porter...), vous vous tonifierez et lutterez activement contre les coups de cafard, le sport déclenchant la production d'hormones du bien-être. Et, bien sûr, quel plaisir de récupérer une belle silhouette, de se retrouver dans la peau d'une femme séduisante. Oubliée, cette sensation déprimante d'être réduite à l'état de « grosse vache laitière », ainsi que le décrit vigoureusement une maman !

Attention ! Attendez au moins 2 mois avant de vous lancer dans une campagne acharnée de streching, steps et abdominos fessiers. Laissez à votre corps le temps de retrouver son rythme. Si vous en avez envie, en revanche, vous pouvez nager – sans forcer – 1 mois après la naissance. **Et ne « zappez » surtout pas la rééducation périnéale !**

et si cela ne suffit pas ?

Si, malgré l'allaitement, vous avez encore trop de kilos, vous pouvez envisager un régime diététique léger. Commencez par faire une évaluation globale du nombre de calories que vous absorbez dans la journée (notez tout ce que vous mangez). Si vous êtes au-delà de 1 800 calories, vous pouvez réduire votre alimentation d'environ 100 calories par jour, tout en conservant l'équilibre de sa structure. Ne supprimez surtout aucun type d'aliments !

Si, au fil des jours, vous souhaitez accentuer le processus, consultez avant tout un médecin nutritionniste. Lui seul pourra vous donner un avis cohérent, vous proposer une formule adaptée à vos conditions de vie, à votre corps et surtout à l'allaitement ! Ce n'est pas le moment de provoquer des carences, par exemple.

VOS QUESTIONS

L'allaitement, ça abîme les seins ?
Non, absolument pas. C'est la grossesse qui peut provoquer des changements de la poitrine. L'allaitement n'en est que la continuité. Durant le sevrage, les seins vont diminuer de volume progressivement. Pas de risque de vergetures ; s'il y en a, elles devaient être présentes avant l'allaitement. Il est possible (mais pas obligatoire) que vos seins vous paraissent « mous ». Ils retrouveront leur fermeté après la reprise de vos cycles hormonaux et probablement au bout de quelques mois. Il existe même des veinardes qui ont gagné une ou deux tailles de soutien-gorge grâce à l'allaitement !

L'ALLAITEMENT DE A À Z

- ALIMENTATION DE LA MÈRE
- ALLAITER EN PUBLIC
- COLOSTRUM
- COMPOSITION DU LAIT
- CONSERVER SON LAIT
- CONTRACEPTION
- DURÉE DES TÉTÉES
- HYGIÈNE DES SEINS
- LACTATION
- MÉDICAMENTS
- MISE AU SEIN
- MONTÉE DE LAIT
- NOMBRE DE TÉTÉES
- PEAU À PEAU
- PÉDIATRE
- POSITIONS D'ALLAITEMENT
- POUSSÉES DE CROISSANCE
- PRISE DE POIDS DU BÉBÉ
- RÉFLEXE D'ÉJECTION
- REPOS DE LA MAMAN
- ROT
- SEXUALITÉ
- SELLES
- TÉTERELLES
- TIRER SON LAIT

Si l'allaitement est le mode d'alimentation idéale pour le bébé, il peut être source d'inquiétude pour certaines mamans, qui se trouvent sans « mode d'emploi » et donc souvent démunies pour débuter. De A à Z, voici tous les conseils dont vous pouvez avoir besoin pour profiter pleinement de ces moments d'intimité avec votre bébé.

---

alimentation de la mère

Rassurez-vous ! **Nul besoin d'une alimentation spécifique et compliquée quand on allaite.** Une seule grande règle : manger à sa faim, de tout et en quantités raisonnables.

L'appétit se régule tout seul : vous pourrez être affamée à certains moments (en particulier lors des tétées). Offrez-vous alors une collation, en privilégiant les aliments frais (fruits, laitages) ou les céréales complètes…

Sachez que, quelle que soit votre alimentation, votre organisme privilégie la production d'un lait de bonne qualité pour votre bébé, en puisant dans les réserves de votre organisme. Autrement dit, même si vous mangez de manière déséquilibrée, votre lait sera tout de même bon. Il faut vivre dans des conditions de famine et d'amaigrissement extrême pour que la qualité et la quantité du lait soient réellement en danger.

Évidemment, cela n'est pas un encouragement à manger n'importe quoi et n'importe comment : vous en feriez les frais par un manque d'énergie, une faible résistance aux maladies, et des carences.

les aliments à privilégier

- les légumes et les fruits frais
- les laitages
- les protéines
- les céréales complètes
- les corps gras d'origine végétale

Mais surtout, faites-vous plaisir ! En respectant une alimentation variée tout au long de la journée, vous n'avez aucun besoin de prendre des suppléments en vitamines ou en oligoéléments (sauf si votre médecin

À SAVOIR

2 700 : c'est le nombre de calories qu'une mère qui allaite doit consommer par jour. Soit environ 500 calories de plus qu'en temps habituel .
Mais nul besoin de s'obliger à en absorber autant si on n'en ressent pas le besoin ! Les mères dotées d'un petit appétit peuvent se contenter de bien moins, sans jamais descendre en dessous de 1 800 calories par jour.

vous le recommande). Et pour donner bon goût à votre lait, essayez les épices douces, comme le cumin ou le curry !

faut-il éviter certains aliments ?

Non, Aucun ! Vous pouvez manger de tout, y compris du chou, des aliments épicés, de l'ail, de l'oignon, des oranges et du chocolat… à condition que ce soit en quantités modérées.

Si vous vous empiffrez de potée aux **choux** plusieurs jours de suite, il est probable que votre bébé aura des ballonnements… mais vous aussi.

De même, soyez raisonnable avec les **prunes** ou les **tomates** (qui provoquent la diarrhée) et le **melon** (difficile à digérer), sans vous en priver.

En ce qui concerne le **café**, pas de problème particulier si vous n'êtes pas une « accro » à 10 tasses par jour. Il semble que 5 tasses de café par jour, soit 750 ml au maximum, n'entraînent aucune difficulté pour le bébé. Attention : dans cette quantité, il faut inclure tous les apports de caféine (Coca-Cola, thé, chocolat, médicaments…).

les avantages d'une alimentation variée

En dehors du plaisir qu'elle vous procure à vous (c'est déjà beaucoup !), elle favorise le développement du goût chez votre bébé. En effet, les saveurs de votre alimentation passent dans le lait. On sait que les bébés apprécient particulièrement certaines saveurs telles que les épices (cardamome, curry, ail) ! Des études ont fait apparaître que les enfants allaités connaissaient moins de difficultés d'alimentation plus tard : ils acceptent plus facilement une diversité des aliments, se montrent plus aventureux dans la découverte de nouveaux goûts.

À SAVOIR

Pas plus que lors de la grossesse, vous ne devez doubler votre ration alimentaire quand vous allaitez. Mangez à votre faim, pas davantage. Il peut arriver que vous ayez plus d'appétit à certains moments de la journée, ou durant certaines périodes de croissance de votre bébé (lorsqu'il tète plus fréquemment). Mais ce qui est vrai chez une maman ne le sera pas chez une autre. Suivez tout simplement votre appétit ; et n'oubliez pas que votre enfant prendra tout ce dont il a besoin. Cela a été prouvé chez des mamans dont l'alimentation était particulièrement pauvre : leur enfant n'était pas dénutrit.

peut-on être végétarienne et allaiter ?

Il n'y a aucun problème si le régime de la mère comprend des protéines animales (œufs, poissons). S'il s'agit de végétalisme (pas de produits laitiers, pas d'œufs ni de poisson), un supplément en vitamine B peut être indiqué. Il faut noter que le problème d'éventuelles carences concerne surtout les mères. Les bébés continuent de bénéficier des apports indispensables à leur croissance. En revanche, une attention particulière doit être portée à la consommation de calcium : des études nous apprennent que le taux de calcium du lait des mères qui suivent un régime sans produits laitiers est plus bas que celui des mères ayant une alimentation « complète ». Des apports supplémentaires sont alors recommandés : consultez votre médecin.

les intolérances alimentaires du bébé

Elles existent et se signalent par les symptômes suivants :

- pleurs après les tétées
- sommeil perturbé
- douleurs intestinales
- eczéma
- réveil brutal avec pleurs
- érythème fessier

Si plusieurs de ces signaux se manifestent en même temps, il faut tenter d'en découvrir la cause. Une seule de ces manifestations n'est pas significative : ne passez pas votre vie à craindre une allergie alimentaire si votre bébé a les fesses un peu rouges ! Les bébés ont souvent des rougeurs à cet endroit de leur petite personne… Posez-vous plutôt les questions suivantes : un nouvel aliment a-t-il été introduit dans votre alimentation les heures précédentes ? avez-vous mangé un aliment particulier en grande quantité ? Si les symptômes ne sont pas aigus (auquel cas, il faut se rendre rapidement chez le médecin ou à l'hôpital), supprimez l'aliment qui vous semble en cause durant 4 à 5 jours. La digestion de l'enfant devrait revenir à la normale en 24 heures.

Si vous soupçonnez une allergie au lait de vache (en particulier si vous-même êtes ou avez été allergique, ou s'il existe des antécédents dans votre famille), ne consommez plus de lait durant au moins 2 semaines et observez les conséquences sur votre enfant. Posez la question au pédiatre et à votre médecin, qui vous suggéreront d'autres aliments non lactés sources de calcium, comme le lait de soja, les brocolis, le tofu…

À SAVOIR

La mystérieuse relation entre l'alimentation de la mère et le goût de son lait s'explique simplement : le lait est composé en partie par la lymphe, le « liquide » du sang. Or, le sang est le vecteur des nutriments dans les différents organes, et pas seulement des composants nutritionnels mais aussi de leur couleur et de leur saveur. On a ainsi observé qu'une maman qui boit un liquide coloré voit son lait se teinter dans les heures qui suivent. Le phénomène est identique pour les saveurs qui imprègnent le lait.

buvez…

…à votre soif. Inutile d'ingérer de grandes quantités d'eau (ou de n'importe quel autre liquide) sous prétexte que cela serait utile à la production de lait. **Buvez quand vous avez soif et prévoyez surtout une boisson à portée de main au moment de la tétée** : c'est souvent pendant qu'on nourrit son bébé qu'on ressent une grande soif.

Que boire ? Eau, jus de fruits et de légumes (carotte), bouillons de légumes, tisanes… Évitez les sodas trop sucrés (ce qui vaut en

À SAVOIR

Contrairement aux croyances populaires, il n'est pas nécessaire de boire beaucoup de lait pour « fabriquer » du lait. On sait aujourd'hui qu'une absorption de lait de vache en quantités importantes peut favoriser l'apparition d'allergies à cet aliment chez les bébés.
Buvez à votre soif et mangez normalement, mais sans excès, lait, yaourts et fromage et vous ne rencontrerez aucun problème.
Un truc : alternez lait de vache avec d'autres types de produits laitiers, comme le fromage au lait de chèvre ou les yaourts de lait de brebis, excellents.

temps ordinaire vaut aussi durant l'allaitement). Si vous êtes constipée, augmentez votre consommation d'eau, de fruits et de légumes.

allaiter en public

Il existe des pays où l'allaitement en public est tout à fait naturel et ne provoque ni curiosité déplacée ni désapprobation. Nous n'en sommes pas encore là en France ! Mais ce n'est pas une raison pour se priver de sortie. **Les jeunes mamans ont besoin de se protéger du regard des autres pour se sentir bien et permettre aux personnes présentes d'être également à l'aise.** L'objectif principal consiste donc à éviter d'exposer le sein et à agir avec le plus de naturel possible, meilleure façon de ne pas attirer les regards.

Première condition : trouver un endroit discret ou une position qui permette de se soustraire aux regards (autant que possible).

Pensez à prendre une grande écharpe avec vous. En hiver, c'est simple : la mode des étoles est une véritable aubaine pour les mamans qui allaitent. Non seulement elles camouflent idéalement, mais en plus elles tiennent chaud. Votre bébé sera tout heureux, à l'abri sous sa petite tente

En été, une grande écharpe légère fera l'affaire. Si vous n'en trouvez pas de taille suffisante, pensez aux paréos ou fabriquez-vous-en une sur mesure, avec des coupons de tissu coloré. C'est l'accessoire indispensable pendant l'allaitement. Sans compter qu'il peut parfaitement vous dépanner (pour poser rapidement bébé au moment du change quand vous êtes dans un lieu public…) ou même vous servir de porte-bébé d'appoint.

Il y a d'ailleurs fort à parier que cette étole ou cette écharpe deviendront vite le doudou-chouchou de votre enfant.

Évitez les pulls trop ajustés et les chemisiers : ils vous obligent à vous dénuder – ce qui est fort désagréable. Optez pour les tee-shirts et les sweat-shirts très amples, les grands pulls (à piquer à son chéri), les vestes ou les cardigans à porter sur ses vêtements. J'ai moi-même fait un usage immodéré des cardigans masculins, chauds, souples, confortables et qui permettent de tout dissimuler en un clin d'œil. Il suffit de l'enfiler au moment de la tétée et ni vue, ni connue !

colostrum

Le colostrum est un liquide jaune et épais, dont la consistance rappelle celle du miel. Il est le premier lait sécrété par les seins, juste

VOS QUESTIONS

J'ai allaité mon bébé lors d'un dîner au restaurant. Le patron est venu me prier d'aller aux toilettes parce que je pouvais gêner les clients. Nous avons demandé la note et sommes partis, mais cet incident m'a blessée.

Hélas ! ce genre de réaction est encore fréquent... même si on ne vous demande pas de sortir, les regards outrés sont souvent tellement éloquents que cela revient au même : votre bébé et vous-même vous sentez en trop ! La meilleure réponse, dans ce cas, est probablement l'humour : si on vous demande d'aller aux toilettes, refusez avec un grand sourire, en demandant si lui-même aimerait ce genre d'endroit pour prendre son repas... Ou encore, proposez que ce soit les clients gênés qui descendent aux toilettes en attendant que votre bébé ait fini de téter. Vous pouvez également faire remarquer que vous n'avez pas aperçu de panneau indiquant que la salle était interdite aux bébés téteurs... Mais il vrai qu'il faut avoir le sens de la répartie, ce qui n'est pas toujours facile ! Le mieux semble donc de devancer les remarques en vous habillant de manière à cacher totalement le sein et le bébé (voir ci-dessus).

après l'accouchement. Il est présent durant 2 à 4 jours, puis il est progressivement remplacé par le lait proprement dit (on parle alors de « la montée de lait »).

Ce lait spécial contient tous les éléments indispensables au bébé.

- Il fournit en particulier les fameux anticorps destinés à protéger l'enfant contre les infections : immunoglobulines A et lymphocytes B et T, protecteurs de la muqueuse digestive.
- Riche en *Lactobacillus bifidus*, il aide au développement de la flore intestinale nécessaire à la digestion et à l'expulsion du méconium, c'est-à-dire des premières selles, résidus digestifs de la nutrition intra-utérine.
- Enfin, le colostrum apporte à l'enfant tous les nutriments dont il a besoin pour se nourrir dans les premières heures de vie : protéines, lipides, glucides en faibles quantités, vitamines... Ces nutriments sont totalement assimilables par l'organisme du nourrisson.

Le colostrum est très concentré et contient peu d'eau (contrairement au lait de vache), mais il a la capacité de gélifier l'eau contenue dans l'estomac du bébé (le liquide amniotique avalé à la naissance) et permet ainsi de prévenir les risques de déshydratation.

Ce phénomène explique que, dans sa première journée de vie, l'enfant ne tète pas plus que deux à trois fois. Il est calé !

À noter que **la concentration en anticorps du colostrum est à son apogée durant les premières heures après la naissance.** Ce qui constitue une raison majeure de mettre le bébé au sein immédiatement après la naissance (en plus du bénéfice d'une tétée précoce pour l'établissement de la relation entre la mère et le bébé).

composition du lait

Le lait maternel a une composition idéalement adaptée pour les bébés, on le sait. En revanche, on connaît moins les éléments de cette composition.

le colostrum

Il contient des nutriments qui le rendent radicalement différent du lait dit « mature » :

- il apporte des éléments complètement assimilables par le nouveau-né ;
- il épargne les fonctions hépatiques et rénales ;
- il contient beaucoup de protéines et de sels minéraux ;
- il favorise la maturation du tube digestif (muqueuses intestinale et digestive) ;
- il favorise l'apparition d'une excellente flore intestinale – d'où une remarquable protection immunologique.

le lait mature

Il s'agit du lait qui vient après la montée de lait. Sa composition varie du début à la fin de la tétée : il s'enrichit progressivement en lactose et en lipides, tandis que son taux de protéines et d'immunoglobulines s'abaisse.

COMPOSITION DU LAIT

	Colostrum	Lait mature
Extrait sec	180 g/l	124 g/l
Protéines totales	85 g/l	10 g/l
Caséine	11 g/l	4 g/l
Alactalbumine	3,4 g/l	1,8 g/l
Lactoferrine	17 g/l	1,2 g/l
IgA	13 g/l	1 g/l
IgG	0,5 g/l	0,06 g/l
Lysozyme	140 mg/l	100 mg/l
Azote non protéique	0,47 g/l	0,32 g/l
Lactose	23 g/l	70 g/l
Glucose	20 mg/l	350 mg/l
Lipides	20 g/l	37 g/l
Calcium	0,31 g/l	0,35 g/l
Phosphore	0,14 g/l	0,15 g/l
Sodium	0,48 g/l	0,15 g/l
Chlorure	0,91 g/l	0,43 g/l
Potassium	0,74 g/l	0,57 g/l
Fer	0,8 g/l	0,3 g/l
Oligosaccharides	24 g/l	13 g/l
Albumine	3,4 g/l	0,4 g/l

VOS QUESTIONS

Ma mère n'a pas pu m'allaiter parce que son lait était mauvais. Aurais-je le même problème ?

Rassurez-vous : ce sont des histoires de bonnes femmes, courantes autrefois. Hélas, de nombreuses mamans ont interrompu douloureusement l'allaitement pour de fausses raisons ! Le lait d'une maman est toujours la meilleure alimentation pour son enfant... sauf dans des situations extrêmes et rarissimes. Allaitez sereinement votre bébé et profitez-en.

Mon lait est-il pollué ?

Nous vivons tous dans un monde pollué : l'air, l'eau, les aliments sont pollués, à divers degrés. Nous ingérons tous pesticides, insecticides, dioxine, métaux lourds, nitrates, etc. Ces polluants se retrouvent bien sûr dans le lait maternel... heureusement, en faibles quantités. Des recherches menées ces dernières années font apparaître que, même atteint par les polluants, le lait maternel reste, de loin, le meilleur aliment des très jeunes enfants. Dans le cas de certains polluants comme la dioxine, l'allaitement maternel permettrait même de corriger les effets de la pollution reçue par l'enfant durant la période fœtale. En 1992, une étude faisait apparaître qu'aucun effet négatif dû à la pollution du lait maternel n'avait pu être relevé chez des enfants allaités. Autrement dit, rassurez-vous ! Votre lait reste de loin l'aliment le mieux adapté aux besoins de votre petit. Et il est 100 % écolo : sa production n'a aucun impact négatif sur l'environnement !

les protéines

Le taux de protéines change dans la composition du lait. Dans le colostrum, les protéines sont présentes au taux de 15,8 g/l contre 8/9 g dans le lait mature. Le lait humain comporte peu de protéines par rapport aux autres mammifères ! Cela s'explique par le développement physique beaucoup plus lent du petit humain.

Les glucides sont le principal composant du lait maternel (après l'eau) : 20 à 30 g dans le colostrum contre 70 g dans le lait mature. C'est vers 19 heures que le taux d'oligosaccharides est le plus élevé ! Les lipides représentent l'apport le plus important de calories pour le bébé : 45 % à 55 %. Le lait maternel est riche en acides gras essentiels. Il apporte des enzymes qui facilitent l'assimilation de ces lipides par les bébés dont le système digestif et pancréatique est encore immature.

conserver son lait

Pour poursuivre l'allaitement complet tout en reprenant son activité professionnelle, l'une des possibilités consiste à se créer une « banque du lait » personnelle. En tirant son lait et en le congelant, on permet à bébé de continuer à profiter du lait de maman… donné cette fois-ci au biberon. Il suffira de fournir le nombre de biberons nécessaires, préalablement remplis, à la nourrice ou à la responsable de la crèche.

Mais même si vous avez la chance de poursuivre l'allaitement à la maison, vous pouvez avoir d'autres occasions où une réserve de lait vous sera précieuse (un voyage, un week-end, une journée d'escapade, mais aussi une maladie, une intervention chirurgicale...).

Il faut bien sûr arriver à stocker une quantité suffisante selon l'utilisation que vous souhaitez en avoir (un biberon de temps en temps ou quatre biberons par jour). Reportez-vous à « Tirer son lait » (voir p. 49), pour les conseils pratiques d'extraction de votre lait.

Premier réflexe : utilisez du matériel stérilisé pour stocker votre lait (sachet, biberon ou autre récipient), et lavez-vous soigneusement les mains avant toute manipulation.

comment le conserver ?

- Si vous comptez utiliser le lait dans les 24 heures, conservez-le tout simplement au réfrigérateur, dans un biberon stérilisé et fermé.

- Si vous voulez vous constituer des réserves, versez le lait tiré dans un sachet stérile conçu à cet usage (en vente avec les tire-lait). Mieux encore, utilisez directement le sachet sur le tire-lait, ils sont conçus pour cela. N'oubliez pas, avant de les mettre au congélateur, d'y porter la date de recueil du lait.

- N'utilisez pas de sachets congélation ordinaires : ils ne sont pas conçus pour cet usage et comportent des risques de contamination.

RÉDUIRE LE RISQUE DE POLLUTION

- Lavez et épluchez les fruits et les légumes. Les résidus de pesticides sont présents à la surface de la peau.
- Ne consommez pas la peau des volailles : la graisse concentre les polluants liposolubles (présents dans la graisse). Pour cette raison, préférez les viandes maigres aux viandes grasses.
- Consommez des céréales complètes non traitées (certifiées « bio »).
- Évitez de consommer les poissons en bout de chaîne alimentaire (thon, espadon, requin...) qui « récupèrent » la pollution présente d'un bout à l'autre de la chaîne alimentaire.
- Ne manipulez pas de pesticides, insecticides, peinture, solvants, etc. dans la maison et le jardin.
- Évitez, autant que possible, de prendre des médicaments. Bannissez l'automédication.
- Fuyez les lieux à proximité d'incinérateur ou de décharge publique.
- À la campagne, évitez de vous promener dans des terrains récemment traités. D'une manière générale, préférez les promenades loin des lieux cultivés.

combien de temps ?

- **à température ambiante :** 24 heures à 15 °C, 10 heures entre 19 et 22 °C, 4 à 6 heures à 25 °C ;

- **au réfrigérateur :** 8 jours entre 0 et 4 °C ;

- **au congélateur :** 2 semaines dans le compartiment « congélation » situé à l'intérieur du réfrigérateur, 4 mois dans le compartiment 3 étoiles d'un combiné réfrigérateur-congélateur, 6 mois dans un congélateur « coffre » (-18 °C).

comment l'utiliser ?

- Utilisez le lait dans l'ordre inverse où vous l'avez tiré : rangez le lait extrait en dernier dans le fond afin d'avoir toujours sous la main celui qui doit être consommé en premier.
- Décongelez-le sous un filet d'eau tiède mais pas trop chaude, afin de ne pas entraîner de choc thermique qui pourrait altérer ses qualités nutritionnelles.
- N'utilisez pas le four à micro-ondes pour le décongeler et le réchauffer, pour les mêmes raisons.
- Une fois le lait décongelé, réchauffez-le doucement au bain-marie.
- Attention, un lait décongelé doit être bu dans la demi-journée et ne jamais être recongelé.

Avec cette méthode, peu à peu, **vous constituerez de quoi poursuivre l'allaitement malgré la séparation**. Si vous reprenez le travail, prévoyez de commencer la collecte 1 semaine environ avant la séparation, afin que votre réserve soit suffisante. Ainsi, vous aurez de quoi subvenir aux besoins de votre enfant durant les premiers jours. En effet, le stress peut momentanément provoquer une légère baisse de votre lactation et rendre plus difficile l'obtention du lait.

contraception

À vous de choisir… et de préciser à votre médecin que vous allaitez.

la méthode dite Mama

La méthode dite Mama (Méthode de l'allaitement maternel et de l'aménorrhée) repose sur un principe simple, à savoir le blocage de l'ovulation grâce à l'hormone de la lactation, la prolactine. En clair : « Si j'allaite, je ne peux pas tomber enceinte. » Son efficacité a été prouvée dans plus de 98 % des cas – à condition de respecter à la lettre (j'insiste !) les conditions suivantes :

- pratiquer un allaitement exclusif (pas d'intervalles de plus de 3 heures entre chaque tétée) ;
- le bébé doit avoir moins de 6 mois ;
- ne pas avoir eu encore de retour de couches.

Néanmoins, sachez que **l'allaitement complet, même s'il bloque l'ovulation, n'est pas une méthode contraceptive totalement sûre**. La probabilité d'une fertilité augmente avec l'introduction de la diversification alimentaire du bébé. Autrement dit, si les tétées s'espacent, l'ovulation peut revenir, si vous vous absentez une demi-journée ou une nuit, par exemple. Mieux vaut donc choisir une contraception efficace et sans danger pour la mère et l'enfant.

les contraceptifs

Nombre de médecins proposent un **contraceptif à base de progestatif** (la mini-pilule),

CONSEIL
Si vous optez pour l'utilisation d'un diaphragme, consultez votre médecin à intervalles réguliers (posez-lui la question) : en effet, la taille du diaphragme devra être revue si vous perdez du poids, dans une mesure de plus de 5 kg... ce qui est le cas, à quelques exceptions près, après une grossesse.

sans danger pour les enfants allaités. Mais celle-ci a une contrainte énorme : pour être efficace, elle doit impérativement être prise à heure fixe.

Les pilules à base d'œstrogènes peuvent diminuer la lactation ; même chose pour les pilules « mixtes » contenant des œstroprogestatifs.

Enfin, bien sûr, restent les méthodes locales traditionnelles : préservatifs, stérilets, diaphragmes... qui peuvent offrir une alternative pour les femmes réticentes à l'idée d'une contraception orale durant l'allaitement.

durée des tétées

Il n'existe pas de norme en la matière. Chaque bébé ajuste la durée de la tétée en fonction de ses besoins. Pour certains, ce sera « expédié » en 20 minutes ; pour d'autres, il faudra 1 heure, avec des arrêts et des reprises. À cela, il convient d'ajouter que la durée des tétées peut varier d'un jour à l'autre et d'une tétée à l'autre, en fonction de l'appétit et de l'humeur de l'enfant – voire de son âge. Un nouveau-né de quelques heures mettra sans doute plus de temps à se rassasier qu'un « grand » de 3 mois, déjà « professionnel » !

Sachez que des tétées courtes et fréquentes (de 20 à 30 minutes) entretiennent efficacement la lactation, davantage que les longues tétées, moins fréquentes.

Pour être sûre que votre bébé a pris ce qu'il lui faut, laissez-le boire au même sein. Il aura reçu tout le lait, c'est-à-dire le lait riche en lactose et pauvre en matières grasses (au début de la tétée), puis le lait riche en lipides (en fin de tétée) ; le fameux lait de fin de tétée n'arrive qu'au bout d'un certain degré de « vide » des seins. On comprend facilement qu'un bébé costaud et glouton pourra obtenir ce lait rapidement, puisqu'il tète énergiquement, tandis qu'un autre, moins vigoureux, mettra davantage de temps.

Quand votre enfant cessera de téter de lui-même, ou s'endormira le sein dans la bouche, l'air détendu, vous pouvez être certaine qu'il est rassasié et a reçu tous les éléments nutritifs dont il a besoin pour sa croissance. À la tétée suivante, vous pourrez alors passer à l'autre sein (une fois que l'allaitement est bien mis en place, voir « Mise au sein », p. 32).

Bien entendu, le contrôle de la courbe de poids, à intervalles réguliers (mais pas forcément rapprochés), est un indicateur essentiel pour savoir si votre petit est suffisamment nourri... Ce que, d'ailleurs, l'œil exercé des mères perçoit rapidement.

Et puis, n'oublions pas un point important : allaiter ce n'est pas seulement nourrir ! C'est aussi câliner, rassurer, bercer, consoler.

VOS QUESTIONS

J'ai peur d'allaiter, parce que j'ai peur d'avoir mal !

Le bout du sein est très sensible. Il est doté de nombreux récepteurs de la douleur… dont il ne faut pas avoir peur, au contraire : ces récepteurs vous avertiront, en envoyant un signal de douleur, d'une mauvaise position ou d'une mauvaise prise en bouche du bébé (écrasante majorité des causes de douleurs aux seins), ou encore d'un problème médical tel que l'apparition du muguet.
Reposez-vous donc sur eux. Car la tétée, lorsqu'elle se déroule bien, est non seulement indolore mais aussi agréable. Vous ressentirez en effet un soulagement, suivi d'un sentiment de bien-être, provoqué par les endorphines sécrétées pendant l'allaitement.
Au tout début de la mise au sein, durant le premier ou les deux premiers jours, vous pourrez ressentir une légère douleur due uniquement à la présence d'hormones placentaires dans votre sang, hormones qui seront évacuées au cours des heures après l'accouchement.

Claude Didierjean-Jouvau (in *Allaiter aujourd'hui*, n° 44, publication de la Leche League) parle de la « nef maternelle », l'arche protectrice des bras, du corps et du visage maternel. « Il faut laisser à l'enfant le sein pendant un moment, même s'il ne tête plus. Il a besoin de la "nef" de sa mère. Elle répond à un besoin de tendresse et de sécurité. Cette notion de nef est assimilable à la notion d'enveloppe psychique qui procure au jeune enfant un sentiment de sécurité indispensable à sa stabilité émotionnelle. »

hygiène des seins

Vos seins ne sont pas des tétines de biberon ! Inutile donc de les traiter comme telles : pas plus que vous n'auriez l'idée de vous faire bouillir les seins, vous n'avez besoin de « stériliser » les mamelons. Ne les nettoyez pas avant chaque tétée : votre douche quotidienne ou biquotidienne suffit amplement. Les nettoyages agressifs entraînent un dessèchement de la peau et votre bébé a avant tout besoin de reconnaître votre odeur.

La précaution essentielle à observer : ne pas avoir le bout des seins humide car cela favorise l'apparition des crevasses. Ne mettez pas de compresses imperméables, mais préférez les compresses en coton (pas de risque d'allergie) à renouveler aussi souvent que nécessaire.

Enfin, évitez d'employer des crèmes parfumées pour le corps : leur fragrance peut gêner votre nourrisson, au point qu'il refuse le sein ! Demandez plutôt conseil à votre pharmacien pour trouver une crème hydratante pour le corps sans parfum et inoffensive pour le bébé. Dans tous les cas, ne mettez pas de crème sur les seins.

lactation

Un sein n'est pas un récipient qui se remplit et se vide. C'est plutôt une « centrale » de fabrication continue et à la demande (c'est la raison pour laquelle il est impossible de « vider » totalement un sein). Il suffit de mettre le bébé au sein pour que celui-ci lui fournisse exactement ce dont il a besoin. Dès l'accouchement, la lactation se met en place, sous l'effet des hormones. Elle est ensuite entretenue par la mise au sein du bébé. Aussi longtemps que le bébé tète, le sein produit du lait.

le « premier lait »

Des gouttes de lait s'accumulent dans les alvéoles. Ce lait – dit « premier lait » – contenu dans le sein est celui que le bébé tète au début de son repas : il représente un tiers environ de la quantité absorbée au cours d'une tétée. Ce premier lait désaltère le bébé. Ensuite, la plus grande partie du lait de la tétée est « fabriquée » à mesure que l'enfant tète.

le « dernier lait »

Dès que le bébé est au sein (mais souvent avant ou à l'heure présumée de la tétée et aussi lorsque la mère entend les pleurs de l'enfant), grâce à l'excitation des nerfs du mamelon, l'hypophyse, via la glande pituitaire, libère les deux hormones de la lactation : la prolactine qui déclenche la production du lait et l'ocytocine qui

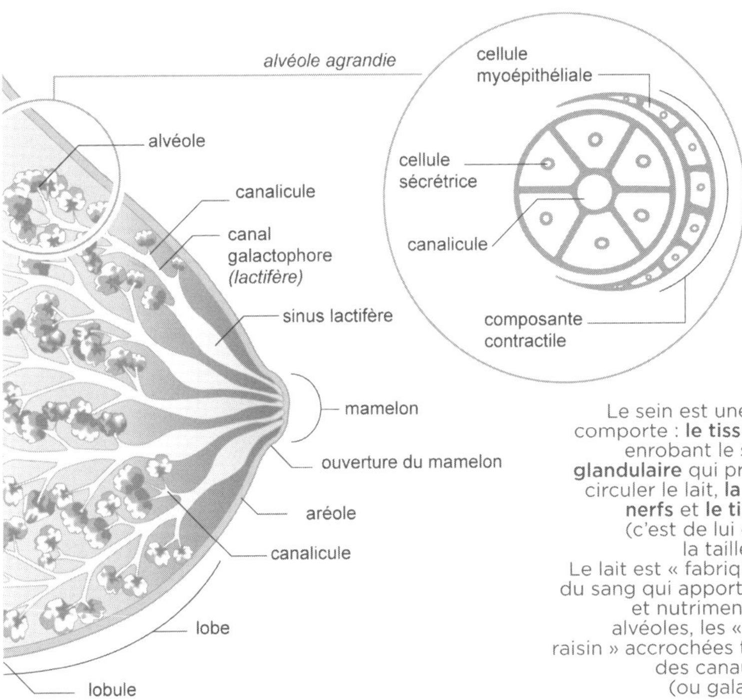

Le sein est une glande qui comporte : **le tissu conjonctif** enrobant le sein, **le tissu glandulaire** qui produit et fait circuler le lait, **la lymphe**, **les nerfs** et **le tissu adipeux** (c'est de lui que dépend la taille des seins). Le lait est « fabriqué » à partir du sang qui apporte hormones et nutriments jusqu'aux alvéoles, les « grappes de raisin » accrochées tout au long des canaux lactifères (ou galactophores).

provoque l'éjection du lait par la contraction des alvéoles.

C'est ce lait – dit « dernier lait », comportant plus de lipides – qui répond aux besoins nutritifs du bébé. C'est pourquoi il faut toujours donner le sein suffisamment longtemps, afin que l'enfant boive ce lait. Ainsi, le plus souvent, il suffit de donner un seul sein à chaque tétée pour nourrir l'enfant.

médicaments

Attention aux médicaments pendant l'allaitement. Soyez vigilante. Si vous devez suivre un traitement, posez toujours la question de sa compatibilité avec l'allaitement : chez le médecin et chez le pharmacien. Deux précautions valent mieux qu'une.

Si les notices précisent le plus souvent la compatibilité ou l'incompatibilité avec l'allaitement, gardez-vous de toute automédication.

CONSEIL

Si vous attrapez un virus (une grippe, un rhume, une angine) ou toute autre infection bénigne, ne stoppez pas l'allaitement !

- Parce que votre bébé a déjà été exposé au virus avant même que la maladie se déclare.
- Votre corps produit déjà des anticorps qui protègent efficacement votre bébé.
- Même si votre enfant tombe malade (ce qui arriverait sans doute aussi s'il n'était pas allaité, en raison de la proximité mère/enfant), il sera tout de même plus à même de lutter contre la maladie en raison des anticorps reçus via le lait maternel.

Refusez l'arrêt de l'allaitement, sauf s'il y a une réelle indication médicale (ce qui est rare). Et exigez qu'on vous prescrive des médicaments qui sont compatibles avec l'allaitement.

mise au sein

La majorité des problèmes d'allaitement sont en réalité dus à une mauvaise prise du sein par le bébé. D'où l'importance de savoir s'y prendre dès les premiers moments : il en résultera un grand confort, tant pour le bébé que pour la maman.

comment prendre bébé dans ses bras

Placez-le tout entier face à vous, nombril contre nombril, la tête dans le creux de votre bras, soutenue mais pas tenue. Veillez à ce qu'il n'ait pas le corps tourné vers le plafond et la tête vers le sein, en « torsion ».

Approchez-le de votre sein d'un seul « bloc », afin qu'il ouvre grand la bouche au moment de la prise du sein. De cette manière, il prendra un « bon morceau » de sein, condition nécessaire pour une succion efficace et confortable pour la mère.

Le bébé doit en effet avoir la plus grande partie de l'aréole dans sa bouche, la mâchoire inférieure étant placée loin du mamelon. (Comme la mère ne peut pas le vérifier, une autre personne peut le faire à sa place, au début, pour la rassurer.) Un bon test : si **les lèvres sont bien retroussées tout autour de l'aréole**, la prise du sein est correcte. Observez les deux schémas ci-dessous.

Si vous ne ressentez pas de douleur, que bébé est tout entier tourné vers vous, que le mouvement de succion se fait régulièrement, et que vous ressentez les picotements avant-coureurs du réflexe d'éjection (voir p. 43), alors la position est bonne !

En revanche, une tétée inefficace, c'est-à-dire dont la succion de l'enfant ne permet pas au lait de s'écouler suffisamment, se reconnaît à une douleur pour la maman, des succions très rapides et superficielles, peu ou pas de déglutition et le plus souvent à une mauvaise prise en bouche de l'aréole (bouche peu ouverte).

Si, pour une raison quelconque (douleur, mauvaise position…), vous désirez interrompre la tétée, ne tirez surtout pas sur le sein : vous risquez de provoquer une douleur au mamelon.

Appuyez doucement sur le menton de votre bébé ou glissez votre petit doigt à la commissure de ses lèvres : il ouvrira la bouche.

comment présenter le bout de sein à son enfant

Au début de l'allaitement, vous pourrez ressentir le besoin de « présenter » votre sein au bébé afin de faciliter la prise du mamelon.

Pour vous aider, voici quelques techniques qui pourront vous faciliter la vie :

- Plutôt que de pincer le mamelon avec les doigts en « pince » ou en « cigarette » (entre l'index et le majeur) qui écrasent trop les tissus, **optez pour la position des doigts en C**, pouce au-dessus de l'aréole, tous les autres doigts en dessous. De cette manière, vous permettez au bébé de prendre tout le mamelon, sans déformation.

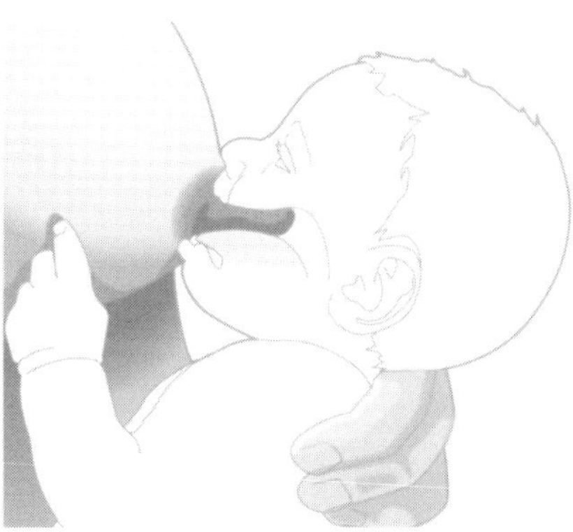

POSITION CORRECTE

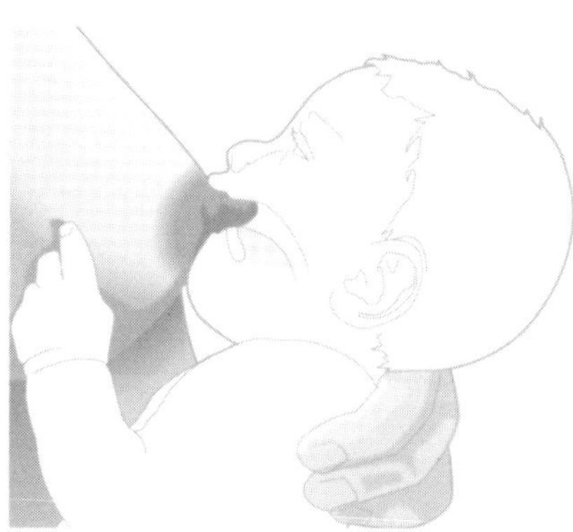

POSITION INCORRECTE

LES SIGNES D'UNE BONNE SUCCION

- Votre bébé a le visage face au sein, le nez et le menton en contact avec le sein.
- Il a une main de chaque côté du sein.
- Il tète et avale régulièrement à un rythme tranquille.
- Vous pouvez voir sa petite oreille bouger en rythme avec la déglutition.
- Vous éprouvez un sentiment de confort.

- La Leche League recommande **la position dite « du sandwich » :** en conservant les doigts en « C » derrière l'aréole, on presse légèrement le sein, puis un peu plus avec le pouce qu'avec les autres doigts. Le mamelon pointe alors vers le haut et se place correctement dans sa bouche. Utiliser cette technique durant quelques jours (semaines ?) permet de prendre de bonnes habitudes de mise au sein et d'éviter les douleurs au mamelon provoquées par une mauvaise position.

montée de lait

Elle se produit entre le deuxième et le quatrième jour après l'accouchement. Vous n'aurez aucune difficulté à la reconnaître : vous ressentirez une impression de « plein », de lourdeur dans les seins, parfois l'impression que votre poitrine va éclater. C'est l'afflux de sang dans les tissus, accompagné d'un gonflement (œdème) des seins qui provoque cette sensation unique. Certaines mères ont une poitrine qui double ou triple de volume, d'autres connaissent une montée de lait moins spectaculaire.

Les journées de montée de lait sont un moment délicat pour la mère : il coïncide avec un intense sentiment de fatigue, qui succède à l'euphorie des premières heures avec le bébé.

Durant ces journées on peut se retrouver face au baby-blues. Pas facile de se débrouiller avec tout ça ! Il est donc important d'être informée de ces phénomènes, de manière à « négocier le virage » au mieux et à ne pas se laisser envahir par des idées noires.

En ce qui concerne la montée de lait, sachez que la mise au sein très fréquente du bébé à ce moment-là est le facteur qui va vous aider (et le bébé aussi !) à éviter l'engorgement (voir p. 64), à favoriser une bonne lactation et à démarrer un allaitement harmonieux.

Donc, **mettez le bébé au sein le plus souvent possible** (cela peut être plusieurs fois dans une même heure), sans tenir compte de la durée (plus les tétées sont fréquentes et courtes, plus une lactation « fluide » et facile se mettra en place). Une tétée dite « courte » signifie 20 à 30 minutes environ… mais n'oubliez pas qu'en matière d'allaitement, les comptages précis n'existent pas !

Pensez aussi à changer de sein à chaque tétée. Cependant, si vous ressentez une gêne aux deux seins, n'hésitez pas à changer bébé de côté au cours d'une même tétée afin de vous soulager. Exemple : donnez le sein gauche durant 5 minutes, afin de permettre l'éjection du lait (voir « Réflexe d'éjection », p. 43) qui diminuera la tension des tissus, puis donnez le sein droit pour le reste de la tétée. Restez plus longtemps à un sein qu'à l'autre pour que bébé profite des deux laits :

le lait de début, plus liquide, et le lait de fin de tétée, plus nutritif.

nombre de tétées

Il n'existe aucune norme en la matière. Chaque bébé a ses besoins propres (et il sait très bien les faire connaître) : certains réclament dix tétées, d'autres seulement une huitaine, d'autres bien davantage encore… Cela n'a pas d'importance : seule compte la satisfaction de l'enfant. Il existe des périodes durant lesquelles ses besoins seront plus intenses qu'à d'autres, soit parce qu'il n'est pas encore « bien installé » dans son rythme, soit parce qu'il traverse une période de croissance (voir p. 41).

RÉFLEXE DE FOUISSEMENT ET RÉFLEXE DE SUCCION

Si, dès sa naissance, on pose le nouveau-né sur le ventre de sa maman, il rampe afin de trouver le sein dont l'odeur l'attire : un **réflexe dit de fouissement**, qu'il garde durant les 2 premières heures de sa vie. Dès qu'il a trouvé le sein (ou qu'on l'a aidé à le trouver), le bébé s'accroche à sa maman et tète vigoureusement, en réponse au **réflexe dit de succion**.
Ces deux réflexes, connus chez tous les mammifères, sont, bien entendu, destinés à assurer sa survie dans les heures cruciales qui suivent la naissance. On sait maintenant que plus on laisse place à ce réflexe, avant même de se préoccuper de toilette, plus grandes sont les chances d'un attachement harmonieux et solide entre la mère et l'enfant ainsi que celles d'un allaitement sans problème. Au moment de la naissance, n'oubliez pas de réclamer qu'on vous laisse en tête à tête avec votre petit bout et donnez-lui le sein tout de suite.

La seule règle à suivre est de donner le sein à la demande. **Pas question d'imposer des horaires à un bébé allaité.** D'autant que les tétées fréquentes entretiennent la production lactée de la mère, qui s'adapte ainsi à la demande du bébé. **Il existe une véritable interaction entre la demande du bébé et l'offre de la maman.**

Il réclame toutes les deux heures, 5, 6… 10 fois par jour. Pas de panique ! C'est tout à fait banal. Rappelez-vous toujours qu'un bébé allaité n'a pas le même comportement alimentaire qu'un bébé nourri au biberon. Il digère plus vite le lait maternel que le lait industriel dont la composition est totalement différente. Par ailleurs, il faut garder en tête qu'un nouveau-né a un tout petit estomac : il a besoin de se nourrir souvent pour couvrir ses besoins. Tous les petits mammifères en font autant : observez des chatons, des chiots…

Quand votre petit bout grandira, sa demande ne sera plus la même : plus intense ou au contraire plus espacée. Dans tous les cas, c'est à vous de vous adapter à lui, pas l'inverse. Après quelques jours, mais le plus souvent après quelques semaines, voire quelques mois (il n'y a pas de règle en la matière), il est fréquent que les bébés fassent des tétées « groupées », en particulier en fin de journée. Dormant un long moment, ils sautent une tétée et ne réclament qu'à la tétée suivante. La tétée « sautée » un jour devient parfois une habitude. Et en matière d'allaitement, tout peut changer à la suite d'une maladie, d'une poussée dentaire : un enfant qui tétait moins peut soudain demander davantage… ou l'inverse. Conformez-vous simplement à sa

VOS QUESTIONS

Je ne me rappelle pas quel sein j'ai donné !

La fermeté du sein (plus ou moins tendu) est un bon moyen de savoir si celui-ci a été « vidé » il y a plus ou moins longtemps. Une autre astuce très simple consiste à marquer le « sein bu » sur la bretelle du soutien-gorge.

Mes seins sont-ils assez gros pour allaiter ?

L'allaitement ne dépend en rien de la taille des seins. Le volume de la poitrine est dû à la couche graisseuse du sein, qui n'intervient pas dans le processus de l'allaitement. Il existe de très nombreuses mamans dotées d'une minuscule poitrine qui ont offert à leurs enfants un lait très abondant !

demande. Peu à peu, il trouvera seul « son rythme », le seul qui lui soit vraiment adapté.

Quant à savoir si votre enfant est assez nourri, un moyen très simple de se rassurer : un bébé qui mouille 5 à 6 couches par jour (ou plus), qui émet des selles régulièrement, qui est détendu, dont le visage s'arrondit et qui s'éveille chaque jour davantage est un bébé parfaitement bien nourri (voir « Prise de poids du bébé », p. 42) !

peau à peau

Pratiquer le peau-à-peau est un bon moyen d'établir un contact rassurant pour le bébé et satisfaisant pour la mère. Pratiquez-le dès la naissance, mais aussi chaque fois que vous le pouvez. Le contact du bébé nu contre la peau de sa mère (ou de son père) représente pour le bébé son « habitat naturel », selon l'expression du pédiatre suédois Nils Bergman.

Cette position représente de grands avantages : le bébé maintient naturellement sa température corporelle, il régule son rythme cardiaque, cela lui permet d'être colonisé par la flore bactérienne de sa mère, ce qui lui permet de lutter contre les infections, d'être rassuré par l'odeur et la chaleur maternelles. Toutes ces conditions lui offrent la possibilité de mettre en œuvre son réflexe de succion. Pour que le bébé puisse profiter pleinement du peau-à-peau, il faut que celui-ci dure un laps de temps suffisant, au minimum une heure. Demandez que le nourrisson soit placé nu à plat ventre contre votre poitrine, visage et nez dégagés, coiffé d'un bonnet et recouvert d'un linge chaud.

Le peau-à-peau après césarienne est pratiqué dans de nombreuses maternités… si on le demande. C'est toujours le cas (si cela s'avère possible) dans les maternités « Amies des Bébés » (voir annexes).

pédiatre

Le soutien du médecin qui va suivre votre bébé sera très important si vous décidez d'allaiter, ou même de poursuivre l'allaitement au-delà des 3 mois « français ». Pour que ce soutien « marche », il vous faudra impérativement choisir un médecin qui soit favorable à l'allaitement. Considérez plusieurs facteurs pour vous guider dans le choix du pédiatre :

- **Vos propres sentiments de maman face au médecin.** Vous devez vous sentir détendue, à l'aise, comprise, avoir le sentiment de pouvoir vous remettre entre les mains du médecin… bref, lui faire confiance.

- **Les connaissances du médecin en matière d'allaitement.** En une consultation, vous pourrez, en posant quelques questions, vous faire une idée assez précise de sa compétence en ce domaine.

- **La position du médecin face à l'allaitement.** S'il vous semble être hostile à l'allaitement longue durée, il y a fort à penser que vous ne pourrez être soutenue, encouragée, rassurée dans votre démarche.

comment s'y prendre ?

Cherchez dans votre entourage. Si vous connaissez des mamans qui ont allaité, demandez-leur qui est leur médecin. Adressez-vous à une ou à plusieurs associations proches de votre domicile : certaines d'entre elles ont des médecins « correspondants ». Les réunions de mamans vous fourniront sûrement des informations (voir les adresses en fin d'ouvrage).

Prenez un premier rendez-vous et testez : écoutez-vous, c'est important. Si le courant ne passe pas, allez voir ailleurs. Votre bébé perçoit vos réactions, vous pouvez être certaine que les consultations ne se dérouleront pas bien et que chaque visite deviendra synonyme de galère…

positions d'allaitement

Pour donner le sein, il faut que vous soyez confortablement installée : une mauvaise position entraîne fatigue, douleur dorsale et musculaire… Voici donc quelques positions à tester, en fonction de votre humeur et des dispositions de votre bébé. Libre à vous

CONSEIL

Voici deux questions que vous pouvez poser pour vous assurer que vous choisirez bien un pédiatre encourageant l'allaitement. De ses réponses dépendent en grande partie votre décision…

Jusqu'à quand dois-je allaiter ?

- S'il vous dit d'arrêter à 3 mois, demandez-lui pourquoi, puisque l'OMS et l'ANAES recommandent l'allaitement intégral jusqu'à 6 mois. Pas de réponse ? **Mieux vaut chercher un autre médecin.**
- S'il répond : « Aussi longtemps que vous voudrez ou vous pourrez », **c'est la bonne personne** !

Si jamais j'ai un problème (une mastite, une grippe…), que recommandez-vous ?

- S'il préconise l'arrêt de l'allaitement, **cherchez un autre médecin.**
- S'il vous conseille de poursuivre l'allaitement tout en vous soignant : **gardez-le précieusement** !

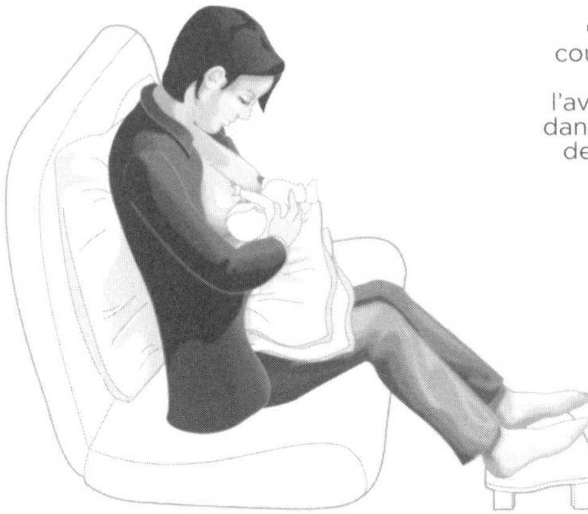

LA « MADONE »
C'est la position « classique », la plus courante, en tout cas la plus spontanée pour allaiter. Le bébé est posé sur l'avant-bras de la mère, la tête reposant dans le creux de son coude, face au sein de sa maman. Elle assouplit en priorité la partie interne du sein.

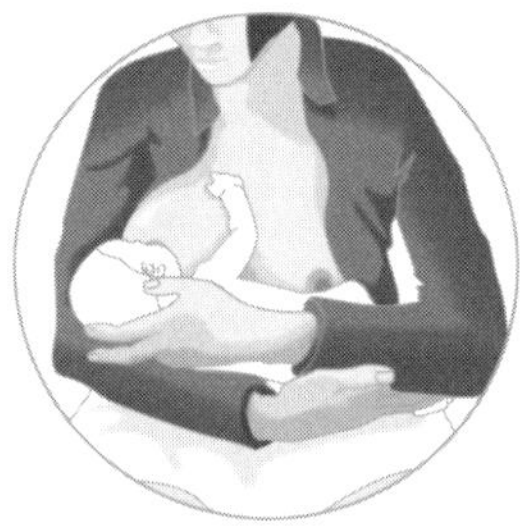

LA « MADONE INVERSÉE »
Bébé est dans la position « de la madone » mais cette fois-ci c'est le bras opposé au côté où tète le bébé qui soutient le petit dos : bras gauche si le bébé tète le sein droit. Dans ce cas, pour soulager le poids reposant sur votre bras, le plus confortable est de soutenir le bébé avec un gros coussin. Cette position (comme la suivante) facilite la prise de sein pour les bébés à faible tonus musculaire (prématurés). Le bras exerce en effet une pression sur des zones moins soutenues ordinairement : votre main maintient la tête de votre bébé bien appuyée sur le sein. Le petit aura ainsi moins d'efforts à fournir avec les muscles du cou pour se maintenir sur le sein et pourra alors consacrer toute son énergie à téter ! C'est aussi une bonne position quand vous devez aider votre bébé à prendre en bouche correctement votre aréole avec votre main ainsi libérée.

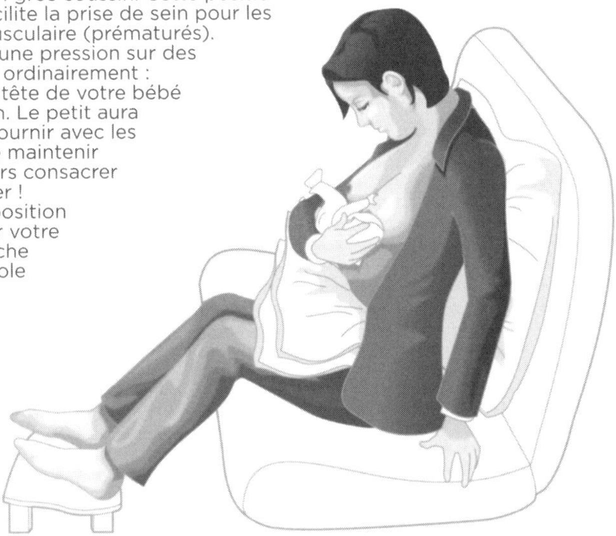

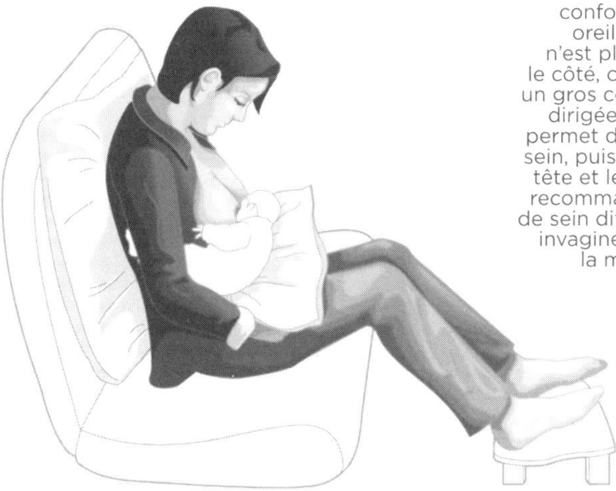

LE « BALLON DE RUGBY »
Tout d'abord, asseyez-vous sur le canapé ou sur votre lit, confortablement appuyée sur un oreiller (voire plusieurs...). Bébé n'est plus sur vos genoux mais sur le côté, confortablement installé sur un gros coussin sous votre bras, tête dirigée vers le sein. Cette position permet de bien contrôler la prise du sein, puisque vous apercevez bien la tête et le visage de l'enfant. Elle est recommandée dans les cas de prise de sein difficile (en cas de mamelons invaginés, par exemple) ou lorsque la maman a eu une césarienne, car le bébé ne repose pas sur le ventre et qu'il n'y a aucune tension musculaire pour la maman. Elle permet aussi de mieux « vider » les canaux situés dans la partie externe du sein.

LE « BÉBÉ ASSIS » (À CALIFOURCHON)
Asseyez bébé sur un de vos genoux, face à vous, tête au niveau du sein et jambes repliées en position accroupie (ou de chaque côté de votre ventre lorsqu'il est plus grand). D'une main, tenez le sein, le menton et les joues du bébé. L'autre bras soutient le bébé dans le dos. Cette position permet de « réveiller » les bébés un peu endormis ou prématurés qui manquent encore de force pour téter à fond. En les mettant dans une position inhabituelle, cela les stimule davantage. La partie inférieure du sein sera mieux assouplie.

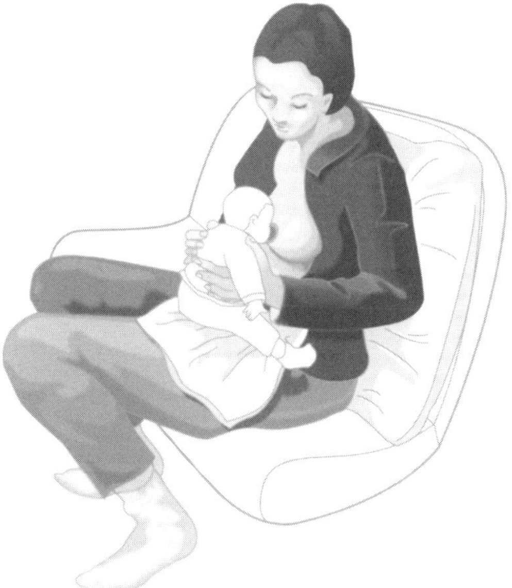

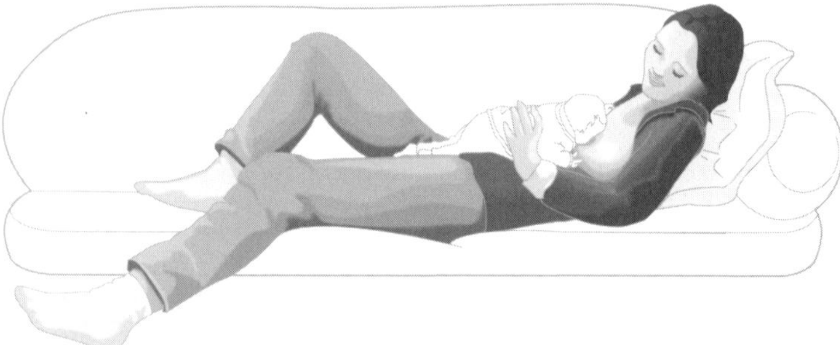

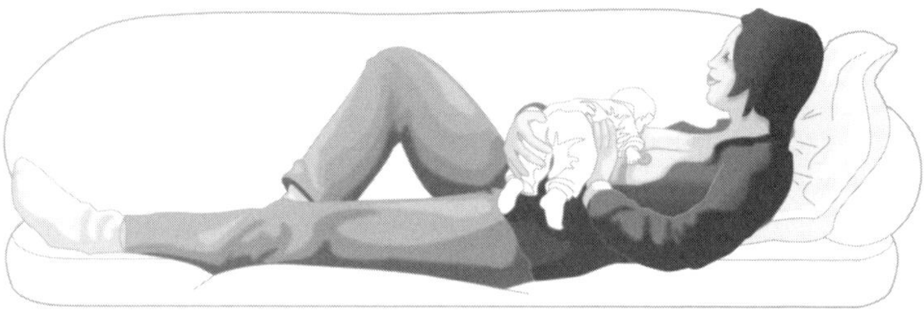

LES POSITIONS ALLONGÉES SUR LE DOS
Allongez-vous sur le dos, la tête légèrement relevée. Bébé s'allonge de tout son long sur votre ventre, lui aussi sur le ventre. Il peut avoir le corps dans le prolongement du vôtre (ses pieds vers vos pieds, illustration du haut) mais aussi être en travers de votre corps (tête à gauche sur le sein gauche et pieds qui pendent sur le côté droit ou vice-versa, ci-dessus).

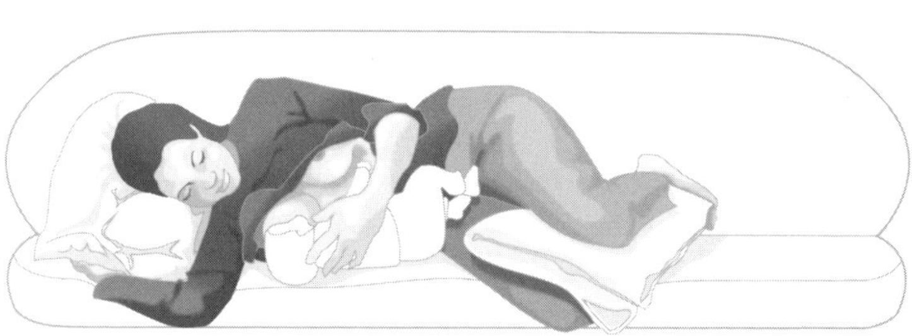

LA POSITION ALLONGÉE EN CHIEN DE FUSIL
Allongez-vous en chien de fusil, le plus confortablement possible, comme si vous alliez dormir. Mettez bébé face à vous, allongé sur le côté lui aussi, ventre face au vôtre. Cette position est idéale pour se reposer, et même s'endormir ensemble...

CHOISIR UN SOUTIEN-GORGE D'ALLAITEMENT

C'est important pour vous sentir à l'aise. Pour ce qui est d'être sexy, il faudra attendre un peu !

- Achetez un soutien-gorge qui soit à votre taille juste avant la naissance.
- Prenez-en un second de la taille juste au-dessus et d'une profondeur de bonnet supplémentaire. Vos seins vont en effet augmenter de volume au moment de la montée de lait. Une fois l'allaitement bien installé (environ 3 semaines après la naissance), vos seins auront sûrement dégonflé. Vous passerez au soutien-gorge de fin de grossesse.
- Prenez-le avec des bretelles bien larges, pour éviter la sensation d'avoir les épaules sciées.
- Choisissez-le en coton, moins allergène que les tissus synthétiques.

d'en inventer d'autres : du moment qu'elle vous convient, elle est bonne ! En tout cas, utilisez sans retenue oreillers, coussins, couvertures, châles et tout ce qui vous rend la vie plus douillette.

Une règle d'or : évitez de vous pencher vers votre bébé mais faites-le plutôt monter à hauteur de votre sein. Vous éviterez les douleurs de dos. Au besoin, rehaussez vos bras et soutenez-les par des coussins. Sachez que changer de position d'allaitement permet de prévenir l'obstruction des canaux lactifères et de les vider correctement (les canaux les mieux vidés sont ceux qui se trouvent « en regard » du menton du bébé).

Rappelons que votre enfant doit être tout entier tourné vers vous, nombril contre nombril, sans tête tournée ni cou tordu (voir « Mise au sein », p. 32).

poussées de croissance

Ce sont des « pics » de croissance : subitement, en général autour de 3 semaines, 6 semaines et 3 mois, le bébé a des besoins plus intenses, tant pour assurer son développement physiologique que psycho-moteur. Dans ce cas, il a besoin d'un contact rassurant, fréquent et rapproché avec sa maman. Il réclame le sein plus souvent, semble avoir faim en permanence et n'être jamais satisfait.

Si vous n'êtes pas avertie de ces fameuses poussées, vous risquez de vous décourager, de penser que la quantité de votre lait n'est pas suffisante ou que la qualité de celui-ci laisse à désirer. Rassurez-vous, il n'en est rien. Donnez simplement à téter aussi souvent que nécessaire (cela peut être astreignant durant quelques jours) et votre lactation répondra alors parfaitement aux nouveaux besoins nutritifs de votre jeune Gargantua. **Il s'agit simplement de passer d'une quantité de lait adaptée aux besoins du nouveau-né à une quantité supérieure adaptée aux besoins d'un bébé plus grand.** Et cela recommencera lors de la poussée suivante !

prise de poids du bébé

L'une des objections à l'allaitement de la part des mères (et qui fait l'objet d'une véritable inquiétude des mamans allaitantes) concerne le contrôle de la prise de poids du bébé. « Comment peut-on savoir si bébé a pris assez de lait ? Est-ce qu'il faut vraiment le peser avant et après la tétée pour s'assurer qu'il a bu suffisamment ? » L'angoisse s'installe, accompagnée de sa copine : la crainte d'être une mauvaise mère incapable de s'occuper de son bébé…

Il est tout à fait inutile de se contraindre aux pesées avant et après tétée : les mesures relevées n'ont aucune signification.

D'une tétée à l'autre, la quantité de lait prise n'est pas la même. Pour vous tranquilliser, il suffit de vous référer aux critères suivants :

- Votre bébé s'endort repu, tranquille et satisfait. Même s'il demande de nouveau à téter 10 minutes plus tard (voir « Nombre de tétées » p. 35, et « Poussées de croissance » p. 41).
- Sa courbe de poids grimpe régulièrement, même si la prise de poids n'est pas spectaculaire. Inutile de le peser tous les jours… cela finit par devenir angoissant ! Il peut y avoir des périodes de stagnation dans le gain de poids.
- Il a un beau teint rosé, la peau douce et souple (les petits boutons ne comptent pas…).
- Il mouille cinq couches au moins par jour (voire plus).

Durant les premiers jours, le bébé aura au moins 3 selles par jour. Vers 6 à 8 semaines, le rythme change et peut diminuer jusqu'à une selle par jour, voire tous les 2 ou 3 jours. C'est tout à fait normal, et non le signe d'une constipation.

Alors, tout va bien… Faites-vous confiance et fiez-vous à vos propres sensations : vous percevez le bien-être ou le malaise de votre enfant mieux que quiconque.

N'oubliez pas qu'**un bébé nouveau-né commence par perdre du poids** au cours de la première semaine pour regagner son poids de naissance et le dépasser rapidement dans les semaines qui suivent. Enfin, **tous les bébés ne sont pas taillés sur le**

VOS QUESTIONS

Mon bébé prend plus lentement du poids que ne l'indique la courbe de croissance

Rassurez-vous : si les courbes de poids et de taille de votre enfant sont régulières, que votre médecin ne manifeste aucune préoccupation, tout va bien. Sachez que les bébés allaités au sein ont une prise de poids différente des bébés nourris au biberon : elle peut être moindre ou moins rapide.
Quant à la courbe de poids des carnets de santé, non seulement elle ne représente qu'une moyenne mais elle a été réalisée à partir de la prise de poids des bébés au biberon !
Encore une preuve, s'il en est besoin, de la primauté du biberon dans notre société.
Une courbe spéciale « bébés allaités » devrait être introduite prochainement sur les carnets de santé.

même modèle, certains ont une courbe de poids vertigineuse et prennent 150 g ou plus par semaine, d'autres grossissent plus doucement mais se portent tout aussi bien… et ceux qui ont poussé comme des champignons pendant les premiers mois peuvent ralentir leur croissance notablement par la suite.

Pour une petite fille, la prise de poids moyenne durant les deux premiers mois est de 190 g/semaine, puis de 240 g/semaine jusqu'à 4 ou 5 mois. Pour les petits garçons, la prise de poids est de 230 g/semaine les deux premiers mois, puis de 150 g/semaine les deux mois suivants. Il ne s'agit que d'indications, sûrement pas d'une norme ! Chaque bébé a son rythme propre !

Il y a longtemps que « gros bébé » n'est plus synonyme de « bébé en pleine forme ». Il y a d'autres critères pour s'assurer d'une bonne croissance : la taille et la circonférence du crâne, contrôlées chez le pédiatre.

Pour vous rassurer tout à fait, **sachez que les bébés nourris au sein ont un gain de poids plus lent à partir de 4 mois** et jusqu'à 1 an (même en étant passés à l'alimentation solide) que les bébés nourris au biberon, sans que cela ait la moindre répercussion sur leur santé.

réflexe d'éjection

Le réflexe d'éjection est ce phénomène qui permet au lait d'être expulsé du sein au moment où le bébé tète (et parfois avant…) sous l'influence d'une hormone : l'ocytocine.

Les mouvements de la tétée (mâchoires, lèvres et langue) envoient des impulsions à l'hypophyse via l'hypothalamus. Dès réception de ces impulsions, la prolactine et l'ocytocine sont libérées.

L'ocytocine provoque la contraction des cellules-bandes qui entourent les alvéoles (cellules qui produisent le lait). Le lait est alors libéré et envoyé vers les sinus lactifères, situés juste derrière l'aréole (voir schéma p. 31). Quand bébé tète, l'éjection peut se produire aux deux seins en même temps. Il est en effet très fréquent que l'autre sein coule, les coussinets d'allaitement sont alors les bienvenus.

comment faire si le réflexe d'éjection est trop fort

(le bébé a du mal a avaler tant le jet est abondant.)

Il existe quelques moyens simples : ne donner qu'un seul sein à chaque tétée pour permettre au bébé de « vider » le sein et d'avoir le lait du début à la fin de la tétée (plus gras en fin de tétée). Un « vidage » manuel de l'autre sein aidera à attendre la tétée suivante. Au bout de quelques tétées, la production doit ralentir. Par ailleurs, paradoxalement, donner le sein plus souvent fera diminuer l'éjection trop forte : cela permet de faire diminuer la quantité de lait accumulée

comment savoir si le réflexe d'éjection a bien eu lieu

Le plus souvent, les mères ressentent au niveau du sein une sensation de picotement

CONSEILS

Le réflexe d'éjection peut se produire en dehors des tétées. Il suffit parfois de penser à son enfant, d'être proche de l'heure de la tétée... L'« inondation » peut être désagréable, voire gênante, surtout si vous êtes en présence d'autres personnes (en particulier au travail). Quelques trucs simples permettent de pallier ces inconvénients :

- Dès que vous sentez le picotement qui précède l'éjection, croisez vos bras sur votre poitrine et appuyez. Cette pression suffit à stopper l'éjection.
- En toutes circonstances, durant l'allaitement, portez des compresses d'allaitement qui absorberont les « débordements ». Choisissez des compresses jetables ou lavables en coton, et évitez les compresses imperméables (doublées d'une feuille de plastique), qui empêchent l'air de circuler et favorisent la macération du sein et l'apparition des crevasses.
- Si vous sentez vos seins très gonflés, exprimez le lait sans attendre l'heure de la tétée. Au bureau, vous pouvez utiliser discrètement un petit tire-lait manuel qui se camoufle facilement dans un sac. Un tour aux toilettes, ni vue, ni connue... mais soulagée !
- Et rassurez-vous : ces inconvénients surviennent en début d'allaitement. Une fois que celui-ci est bien installé, a pris son rythme, que besoins du bébé et lactation de la maman sont en phase, les difficultés diminuent considérablement !

et de contraction. La douleur très fugace est due à la contraction des cellules-bandes. Puis, au moment où le lait s'écoule, survient un grand soulagement. Vous reconnaîtrez très vite cette sensation.

Au moment de l'éjection, le bébé boit plus rapidement car le lait s'écoule vite et par jets. Il peut à l'occasion avaler de travers. (Dans ce cas, il suffit d'interrompre la tétée, de mettre le bébé à la verticale contre votre épaule afin de lui permettre d'expulser l'air et le lait qui le gênent.)

Par curiosité, observez la force d'éjection de votre lait : vous serez surprise de vous voir transformée en fontaine !

Le réflexe d'éjection peut avoir lieu une ou plusieurs fois lors d'une même tétée.

Au début de l'allaitement, c'est-à-dire dans les premières semaines (1 à 2 mois) après la naissance, le réflexe d'éjection peut mettre un petit moment avant de se produire. Ne vous en souciez pas : au fur et à mesure que le temps passera et que votre bébé tétera, le réflexe d'éjection se produira de plus en plus rapidement.

Donnez le sein le plus souvent possible, seule avec votre enfant et au calme : la détente est l'une des conditions de la survenue du réflexe d'éjection.

Toujours en cas de réflexe d'éjection fort, au moment de mettre le bébé au sein, attendez que le premier réflexe d'éjection se produise. Laissez ce premier lait jaillir et quand l'éjection est terminée, donnez le sein au bébé. Il tétera alors plus calmement et sans s'étrangler !

repos de la maman

Le repos est essentiel lorsqu'on allaite. Non pas que l'allaitement fatigue spécifiquement (contrairement aux idées reçues) mais la quantité de lait de la maman peut être affectée par une trop grande fatigue. Or, quand on vient d'avoir un bébé, on est fatiguée. Il s'agit en fait, comme le disent les Anglais, d'un *full time job*, un « travail à temps plein ». Les nuits sont courtes, les journées bien remplies (et plus encore, si on est parent d'autres enfants). Rappelez-vous également que le repos est fondamental en cas d'engorgement, de mastite ou de tout autre problème lié au sein.

multipliez les petits sommes

Alors, une seule consigne : jetez-vous sur votre lit dès que vous en avez la possibilité. Faites la sieste dès que votre petit bout s'endort. Et pourquoi ne pas allaiter allongée, au lit ? De retour à la maison, confectionnez-vous une pancarte à poser sur la porte, dès que vous pouvez vous accorder un peu de repos, du genre : « Merci de ne pas sonner, Maxime et sa maman dorment. »

Pratiquez la sieste familiale à haute dose : l'aîné peut apprécier de se glisser sous la couette avec maman et bébé pour un petit dodo réparateur. Tout le monde sera de meilleure humeur après. Bien entendu, monsieur papa est le bienvenu.

pensez d'abord à vous deux !

Faites passer votre bébé et vous-même avant tout le reste. Dites-vous que votre bébé n'est tout petit qu'une seule fois dans sa vie, qu'il a besoin de vous en permanence. Le travail domestique, lui, sera identique dans 5 ans… Alors, relativisez. Essayez de « décrocher » du travail domestique (oui, oui, c'est très dur pour beaucoup d'entre nous, atteintes que nous sommes du syndrome de « la maison parfaite »…).

Personne dans la maison ne sera affecté par un peu de désordre (ni même par beaucoup de désordre !), de lessive en retard ou par un réfrigérateur provisoirement vide !

Il y a une montagne de linge à repasser ? Pourquoi ne pas le confier à quelqu'un ? Idem pour le ménage : si des amis ou des membres de la famille veulent vous faire un cadeau, demandez donc qu'on vous offre quelques heures de nettoyage.

Pas facile avec le plus grand ? L'aide d'une baby-sitter, aux heures les plus « chaudes » de la journée, peut apporter un soutien inappréciable (pour le bain, le dîner ou au contraire les heures de la matinée – à vous de choisir).

Ne vous lancez pas dans quantité d'invitations, sous prétexte que vous avez envie de présenter votre merveille à la Terre entière ! Du calme ! Vous avez du temps pour le faire… Sinon, en peu de temps, vous allez vous retrouver épuisée, en larmes, avec le sentiment d'être incapable de faire face.

Optez plutôt pour l'inverse : faites-vous inviter. Cela vous changera les idées (on a besoin de sortir, c'est essentiel), vous pourrez vous laisser chouchouter (pas de repas à préparer, vive les pieds sous la table !).

Évidemment, bébé vient avec vous. S'il veut téter, pourquoi ne pas demander à vous isoler dans une pièce… et en profiter pour vous allonger ? Et quand vous en sentirez le besoin, position de repli…

rot

Lorsqu'un bébé est nourri au biberon, il avale de l'air en quantité. L'aider à expulser cet air est indispensable. En revanche, **avec l'allaitement maternel, le rot n'est pas une obligation**. En effet, l'effort de succion ainsi que l'écoulement du lait laissent une moindre place à l'ingestion d'air. Pas besoin donc de se contraindre à faire évacuer au bébé de l'air qu'il n'a pas avalé ! Contrôlez simplement son comportement : s'il tète avec régularité, sans manifester de gêne, vous pouvez passer tranquillement d'un sein à l'autre à chaque tétée.

À la fin de la tétée, il est bon, dans tous les cas – et en particulier pour les bébés « régurgiteurs » –, de le mettre en position verticale, appuyé sur votre épaule pendant une dizaine de minutes, au calme. L'air qu'il pourrait avoir avalé sortira naturellement, avec éventuellement un peu de lait…

CONSEIL

- La nuit, ne vous obligez pas à faire faire son rot à un bébé qui se rendort paisiblement après la tétée. Surtout si vous aussi vous rendormez !
- Profitez-en : il ne pleure pas, il n'a pas d'air dans l'estomac et, soyez tranquille, il ne risque rien en se rendormant sans avoir roté.

S'il pleure très fort après une tétée, ou durant celle-ci, mettez-le doucement et lentement en position assise, en lui soutenant la tête. Les bulles d'air seront évacuées. Une fois qu'il est soulagé, offrez-lui le sein : il se peut, que l'air ayant pris de la place dans l'estomac, il ait encore une petite faim.

sexualité

La sexualité pendant l'allaitement : voilà bien un sujet qui a entraîné toutes sortes d'idées toutes faites et de tabous ! Au XVIIe siècle, en Europe, une femme allaitante ne devait pas avoir de rapports sexuels sous peine de mettre en danger la vie de son enfant.

Nous n'en sommes plus là, mais **il est vrai que l'allaitement peut être un frein psychologique dans la reprise des relations sexuelles.** Reste à savoir si l'allaitement n'est pas le masque d'une crainte plus profonde de cette sexualité d'après-bébé : une peur du contact physique ou une indisponibilité psychique des parents, due à l'arrivée du bébé.

Ajoutons à cela la présence probable de bébé dans la chambre, voire dans le lit, et tout devient compliqué ! C'est vrai, faire l'amour avec un petit bout de chou qui dort tranquillement à 20 centimètres du lit, ça peut bloquer les meilleures volontés. Alors, pourquoi ne pas se lancer dans une sexualité diurne ou voyageuse, en passant d'une pièce à l'autre ?… Il n'y a pas que le lit pour s'aimer !

Pour éviter ces écueils, il suffit souvent d'un peu de compréhension de part et d'autre, de

VOS QUESTIONS

J'ai envie d'allaiter. Mon compagnon refuse, il trouve ça rétrograde et pas sexy. Comment le convaincre ?

C'est difficile... mais pas impossible ! Beaucoup d'hommes n'ont jamais assisté à un allaitement. Ils n'ont donc aucune idée de la manière dont cela se passe ni même des émotions que la vision de leur femme et de leur enfant ensemble pourra provoquer chez eux !
Pour lui, sans doute, vos seins sont-ils associés directement et exclusivement à la sexualité ; aussi lui est-il malaisé d'y associer une image enfantine.
Continuez d'en discuter tranquillement ensemble, expliquez-lui tous les avantages de l'allaitement pour votre enfant, pour vous deux (pas de préparation, pas de biberon), faites-lui lire ce guide. Proposez-lui un compromis : qu'il accepte que vous allaitiez le premier mois et qu'il donne alors son avis.
En ce qui concerne le côté « sexy » d'une poitrine épanouie, il y a de grandes chances que l'allaitement lui plaise. Enfin, faites-lui comprendre à quel point ce choix est important pour vous et que vous comptez sur lui pour vous soutenir !

communication (dire tout de suite ce qui ne va pas) et d'imagination.

côté femmes

De nombreuses jeunes mères sont si fatiguées qu'elles n'ont plus envie de se mettre en disponibilité amoureuse. Dans certains cas, pendant un certain temps, le bébé comble si bien l'affectivité de la jeune mère qu'il n'y a plus de place pour un homme dans cette relation parfaite avec bébé. Enfin, il arrive aussi que des difficultés physiques surgissent : sécheresse vaginale, provoquée par les changements hormonaux, douleurs de la cicatrisation d'une épisiotomie ou d'une césarienne.

En période de début d'allaitement, pendant les premières semaines, les femmes se satisfont souvent d'une vieille chemise et d'un jean fatigué… et avec raison : de toute façon, difficile de ne pas être couverte de taches et on est si fatiguée.

Alors, un petit effort vestimentaire ne fait pas de mal, accompagné d'un tour chez le coiffeur et chez l'esthéticienne. Non pas pour correspondre aux schémas des magazines féminins, mais tout simplement pour se réapproprier son image, pour passer du statut de mère à plein temps à celui de femme et de mère. Pour se plaire à soi-même. Et pour reconquérir sa vie de femme.

côté hommes

La présence du bébé les gêne, ils craignent de ne pouvoir se laisser aller. Les seins de leur femme deviennent « sacrés » : de séductrice, elle est devenue mère… la mère, c'est « maman » ! Et on ne couche pas avec « maman » ! Côté hommes, comprendre le bouleversement entraîné par la naissance d'un enfant permet de débloquer des tensions. Parfois, juste un mot, une attention…

selles

Les bébés nourris au sein ont des selles spécifiques : d'abord noirâtres et collantes (c'est le méconium et cela vaut pour tous les enfants, nourris au sein ou au biberon), elles se transforment dès que le bébé avale le lait de sa maman.

Les selles sont de couleur jaune d'or, jaune-brun ou brun. Elles sont plutôt molles, parfois liquides (et cela n'a rien à voir avec de la diarrhée, c'est parfaitement normal) et n'ont pas d'odeur forte. Leur nombre dans la journée varie d'un jour à l'autre, d'un âge à l'autre, d'un bébé à l'autre ! On peut retrouver une selle dans la couche après chaque tétée (n'attendez pas un « gros » caca, il s'agit le plus souvent d'une simple tache), mais aussi une seule selle par jour. Autour de 4 à 6 semaines, certains bébés peuvent même ne faire qu'une seule par semaine sans que être constipés pour autant !

Le nourrisson de moins de 6 semaines fait en moyenne de deux à cinq selles par jour. Ce rythme peut être conservé par la suite, mais pas d'inquiétude si le rythme est plus espacé : si le bébé prend du poids et ne manifeste aucune gêne, tout va bien.

ATTENTION

Si votre enfant fait une seule selle par semaine avant l'âge de 4 à 5 semaines, cela peut être le signe qu'il ne prend pas assez de lait. Dans ce cas, augmentez les tétées, sollicitez-le davantage et veillez à ce qu'il reste suffisamment longtemps au même sein afin d'ingérer tous les composants du lait (du plus liquide en début de tétée au plus crémeux en fin de tétée).

constipation

Pour reconnaître la constipation, vérifiez la consistance des selles : molles, abondantes – votre bébé se porte bien, il est convenablement nourri et hydraté. Si par ailleurs sa courbe de poids est normale, il n'a vraiment aucun problème. Il a seulement un transit plus lent que d'autres enfants.

En revanche, des selles genre « crottes de bique », dures, sèches, plutôt noirâtres, indiquent une constipation. Pour y remédier, inutile de donner à votre enfant des compléments alimentaires ou des médicaments : commencez par augmenter votre ration d'eau dans la journée, mangez davantage de fruits, buvez un jus de fruits frais le matin au réveil, mais n'insistez pas sur les pruneaux ni les épinards !

diarrhée

La diarrhée est reconnaissable à des selles surabondantes (10 à 16 par jour), à la consistance liquide et à l'odeur fétide. Dans tous les cas, l'enfant doit être montré rapidement au pédiatre, car le risque de déshydratation est important chez le nourrisson. En revanche, **l'allaitement ne doit pas être interrompu :** il constitue la meilleure réponse pour l'alimentation et l'hydratation du bébé.

Seuls quelques cas particuliers imposent l'arrêt de l'allaitement : déficience de lactase (c'est-à-dire impossibilité pour l'organisme de l'enfant de fabriquer cet enzyme indispensable à la digestion du lactose) ou galactosémie.

À SAVOIR

Sans avoir de fièvre ni de douleurs, votre enfant peut avoir des selles surabondantes, sans odeur fétide particulière mais de couleur verte et liquides. Il a peut-être changé de sein trop tôt durant la tétée. En effet, le bébé n'a bu que du lait aqueux de début de tétée, riche en lactose mais pauvre en corps gras, un lait que le système digestif absorbe très rapidement. D'où la production de selles verdâtres. (Voir « Lactation », p. 30.)
Pour que votre enfant bénéficie du lait de début et de fin de tétée, plus riche en corps gras et en calories, utile à une bonne digestion, proposez le sein d'un seul côté à chaque tétée, jusqu'à satiété. Les selles nombreuses et liquides devraient disparaître d'elles-mêmes.
Bien entendu, en cas de selles vraiment surabondantes qui durent, consultez un médecin.

téterelles

On appelle « téterelles » ces tétines « bouts de sein » vendues en pharmacie et que l'on applique sur le mamelon pour que l'enfant tète. Ces petits accessoires peuvent rendre service... à condition de s'en servir le moins longtemps possible.

Leur utilisation est souvent conseillée :

- pour protéger les mamelons en cas de crevasses ;
- pour aider le tout jeune bébé à téter en cas de mamelons invaginés.

À utiliser toutefois avec modération. Bébé pourra difficilement s'en passer si vous les gardez trop longtemps. Et l'allaitement n'est pas le même avec ou sans téterelles : la succion est moins efficace et le mamelon moins sollicité, donc la production de lait entravée.

Une astuce pour se séparer en douceur des téterelles auxquelles votre bébé s'est attaché : quand l'usage de la téterelle n'est plus indispensable (crevasses soignées, par exemple), coupez-en un bout à chaque tétée. Peu à peu, sans s'en apercevoir, bébé retrouve le contact direct avec le sein. Quand il prendra le mamelon directement dans la bouche, vous n'aurez plus qu'à jeter la téterelle aux oubliettes.

Attention ! **Ne coupez que les téterelles en caoutchouc, jamais les téterelles en silicone :** cela produit des bords coupants qui peuvent blesser la bouche de bébé.

tirer son lait

Vous aurez sûrement besoin, un jour ou l'autre, de tirer votre lait. C'est vrai, cela n'est pas spécialement sexy... mais après tout, ce n'est pas le but, n'est-ce pas ?

Pour rendre l'opération la plus légère et la plus sympa possible, choisissez d'acheter (cela vous coûtera moins cher qu'une location au long cours) un petit tire-lait électrique ou manuel. Il en existe de très simples, de plus en plus répandus, en vente dans les pharmacies (souvent sur commande). On pourra aussi consulter le site Internet des principales grandes marques, où il est souvent possible de commander directement. On vous y prodiguera aussi mille et un conseils pratiques pour vous aider à utiliser le tire-lait.

D'emblée, laissez tomber les énormes machines électriques infernales en location dans les pharmacies : cela coûte une fortune, ça fait du bruit et… c'est vraiment peu « glamour » !

tirer son lait manuellement

Il peut vous arriver de devoir tirer votre lait manuellement. Pas évident… Voici la technique de base pour y arriver (mais entraînez-vous, car vous n'y arriverez sans doute pas du premier coup.) Cette technique est recommandée par la Leche League. Consacrez-y une trentaine de minutes au début. Placez le pouce et l'index de part et d'autre sur l'aréole, sans toucher le mamelon. Appuyez les deux doigts vers la cage thoracique, puis presser en cadence pour entrainer le réflexe d'éjection. Quand l'écoulement diminue, placez les doigts sur les côtés de l'aréole (changez vos doigts de place) et recommencez. Ne pressez pas trop fort : vous ne devez pas avoir mal.

le tire-lait électrique

Il fonctionne sur le rythme de la succion du bébé : 30 à 60 succions et pauses en alternance par minute, selon la vitesse choisie. En effet, plus le sein est engorgé, moins la force de succion, soit ici la vitesse d'extraction, sera élevée. Il suffit d'ajuster correctement la coupelle sur le mamelon. La notice est assez claire pour réussir du premier coup. Comme lors de la succion naturelle, si vous placez mal la coupelle sur votre sein, cela peut provoquer une légère douleur. Pas d'inquiétude : on trouve vite le bon geste. Une fois en place, vous n'en aurez que pour 10 à 15 minutes par sein.

À SAVOIR

La location d'un tire-lait est remboursée par la Sécurité sociale et par les mutuelles à condition que ce soit sur prescription médicale. Autrefois, on avait le choix entre les énormes tire-lait électriques et… rien ! Aujourd'hui, on peut opter pour la location de tire-lait de taille bien plus modeste et de maniement plus souple et plus discret. Néanmoins, si vous décidez d'allaiter longtemps votre enfant, la solution de l'achat d'un petit tire-lait est préférable, qu'il soit manuel ou électrique. Renseignez-vous et faites le calcul…

Ce genre de tire-lait marche le plus souvent sur secteur mais parfois sur piles. Il permet par ailleurs d'extraire le lait des deux seins à la fois.

Le meilleur tire lait électrique que vous trouverez est de fabrication allemande, les pays nordiques étant beaucoup plus en avance que nous en matière d'allaitement. Une marque anglaise a également conçu un instrument à piston efficace et pratique Reportez-vous aux annexes (p. 108) pour connaître les coordonnées de ces sociétés.

le tire-lait manuel

Si vous optez pour un tire-lait manuel (que certaines mamans préfèrent car l'opération s'apparente moins à une « traite »), il vous faudra un petit temps d'apprentissage. En effet, vous devrez trouver vous-même votre rythme de succion le plus efficace. La vitesse d'extraction dépendra donc de votre aptitude à trouver ce rythme. Elle peut de toute façon varier d'un jour à l'autre.

la méthode de la bouteille

Si vous n'avez pas de tire-lait et que l'extraction manuelle n'est pas un succès, voici une alternative. Prenez une bouteille avec un goulot large. Remplissez-la d'eau chaude (pas bouillante) et attendez quelques minutes. Enveloppez la bouteille d'un linge propre, videz-la. Placez l'ouverture sur l'aréole, de manière à « boucher » le goulot. Attendez quelques minutes : avec le refroidissement, il se crée une aspiration qui déclenche le réflexe d'éjection. Quand l'écoulement du lait diminue, appuyez doucement sur l'aréole et retirer le sein. Recommencez de l'autre côte.

comment s'y prendre ?

Lors des premières séances, vous éprouverez peut-être quelques difficultés à recueillir votre lait : psychologiquement, vous ressentirez peut-être un blocage devant cette situation inhabituelle ; physiologiquement, il est vrai que, malgré les progrès techniques, les tire-lait ne reproduisent pas à l'identique l'effet de la succion du bébé.

Avant toute manipulation : lavez-vous les mains, lavez et stérilisez les instruments en contact avec la peau et le lait (la coupelle, le biberon, le tuyau). Cela est extrêmement important pour limiter tout risque de contamination.

Le secret de la réussite réside dans un bon réflexe d'éjection. Il va donc falloir essayer de stimuler au mieux l'éjection, afin que l'expression soit absolument efficace. Voici donc quelques conseils pour réussir.

- Il est impératif de choisir un moment de calme : isolez-vous, installez-vous confortablement, bien au chaud, et détendez-vous.

- Mettez d'abord des compresses chaudes sur le sein.

VOS QUESTIONS

Quand tirer mon lait ?

C'est à vous de décider à quel moment vous sentez que vous pouvez, dans un court délai, à la fois tirer du lait et donner à téter à votre enfant.

- Chez certaines femmes, le matin est favorable : reposées, elles se sentent prêtes.
- Vous pouvez également préférer tirer votre lait à plusieurs reprises dans la journée et peut-être moins longtemps (10 minutes contre 30, par exemple).
- Votre enfant est à la crèche ou gardé par sa grand-mère ; tirez votre lait à l'heure habituelle de sa tétée. Au travail, isolez-vous ou échappez-vous aux toilettes pour tirer votre lait et gardez-le au frais. L'idéal reste le réfrigérateur, mais une petite glacière ou un sac isotherme feront aussi l'affaire (voir « Conserver son lait », p. 26).
- Un « truc » peut vous aider : pendant que votre enfant tète un sein, exprimez le lait de l'autre sein (même les petits tire-lait électriques sont suffisamment silencieux pour ne pas effrayer ou gêner le bébé). Vous profiterez ainsi d'un solide réflexe d'éjection.

Dans tous les cas, faites durer l'extraction suffisamment longtemps pour être sûre de recueillir le lait de « fin de tétée », riche et gras.

- Massez doucement le sein en faisant de petits mouvements circulaires dans le sens des aiguilles d'une montre, tout autour de l'aréole. Il s'agit de dessiner une succession de petits cercles imaginaires sur toute la surface du sein. Puis massez de l'extérieur de l'aréole jusqu'au bout de sein pour extraire un peu de lait. Cela doit durer environ 5 minutes de chaque côté.

- Pensez très fort à votre bébé, évoquez son odeur (vous pouvez même respirer un petit vêtement, par exemple), sa peau… Parfois, cela suffit pour provoquer le réflexe d'éjection du lait !

et le lait tiré…

Le lait coule, au choix, dans un biberon relié au tire-lait par un petit tuyau souple, ou dans une poche stérile, que vous n'aurez plus qu'à étiqueter et à mettre au congélateur. (Voir « Conserver son lait », p. 26.)

donner son lait

Si votre allaitement est bien installé, que tout se passe bien, que votre production lactée est abondante et facile, pourquoi ne pas faire bénéficier d'autres enfants de cet aliment irremplaçable ? Les enfants prématurés, mais aussi les bébés qui ne peuvent digérer un autre lait, ont en effet un besoin vital de lait maternel. Les lactariums lancent un appel urgent au don de lait. Votre lait sera analysé, afin d'éviter tout risque de contamination.

Pour savoir comment procéder, vous pouvez vous adresser au lactarium le plus proche de votre domicile (vous trouverez aisément ses coordonnées en faisant une recherche sur Internet).

COMMENT FAIRE SI...

- BAISSE DE LA QUANTITÉ DE LAIT
- BLUES
- CANAL LACTIFÈRE BOUCHÉ
- CÉSARIENNE
- CHIRURGIE MAMMAIRE
- COLIQUES
- CREVASSES
- DENTS
- ENGORGEMENT
- ICTÈRE
- MAMELONS SENSIBLES
- MAMELONS INVAGINÉS
- MASTITE
- NUITS
- PIERCINGS
- PLEURS
- REFUS DE TÉTER
- RÉGURGITATIONS
- RELACTATION

Divers problèmes peuvent survenir pendant l'allaitement : seins crevassés, canal lactifère bouché, mamelons invaginés, etc. Vous pouvez aussi vous sentir inquiète parce que votre bébé semble ne plus vouloir téter ou que vous redoutez de manquer de lait. Petits maux ou gros bobos, vous trouverez ici une éponse à chacune de vos questions.

---

baisse de la quantité de lait

Voilà un mythe bien ancré dans les mentalités, avec son corollaire, le lait dit « mauvais » (voir p. 26). **Sachez que le manque de lait n'existe pas chez une femme qui allaite son bébé.** On sait aujourd'hui que ce manque, dû à une raison physiologique, ne concerne que 1 % à 5 % des cas dans les pays industrialisés (bulletin de l'OMS, 1989), qu'il s'agisse d'une malformation des seins, de la conséquence d'une intervention chirurgicale aux seins ou d'un traitement médicamenteux.

Lorsque une mère a le sentiment de manquer de lait, il s'agit dans l'écrasante majorité des cas d'une mauvaise interprétation des besoins exprimés par le bébé. Il est possible aussi que ce soit le fait d'une mauvaise succion due à une mauvaise position ou à une mauvaise prise en bouche (voir « Mise au sein », p. 32), voire à un sein engorgé (voir « Engorgement », p. 64).

Le processus de la lactation est entretenu par les tétées fréquentes du bébé. C'est la succion qui transmet au cerveau les impulsions électriques nécessaires à la production des hormones de la lactation (voir « Lactation », p. 30). Autrement dit, plus bébé tète, plus maman a de lait… Or, durant certaines périodes, le bébé tète moins (ses besoins sont moins intenses). La production se ralentit donc… provisoirement. En fait, elle s'adapte aux besoins du nourrisson et repartira à la hausse dès que les tétées seront plus fréquentes. À l'inverse, lors des pics de croissance (en particulier ceux de la troisième ou quatrième semaine), le bébé va réclamer le sein plus souvent : il

À SAVOIR

Vos seins semblent moins gonflés ? Plus de « fontaines » de lait ? Pas de panique : cela ne veut pas dire que vous manquez de lait ! C'est juste le signe que l'allaitement s'est parfaitement mis en place. Pas trop de lait, ni trop peu. Détendez-vous et profitez sereinement de ces moments intenses que sont les tétées. Et si vous vous sentez fatiguée, reposez-vous le plus possible : la fatigue entre pour beaucoup dans une éventuelle baisse passagère de la lactation.

a faim. Certaines jeunes mères, angoissées, interprètent cette apparente insatisfaction comme la conséquence d'une baisse de leur lait, une insuffisance de leur part ! C'est tout le contraire : en offrant le sein aussi souvent que nécessaire (oui, c'est contraignant, mais cela en vaut la peine), elles satisfont l'appétit du bébé et leur production de lait va repartir à la hausse, pour arriver à un nouvel équilibre jusqu'au prochain pic de croissance.

Autrement dit, la lactation n'est pas une production industrielle, linéaire, décidée une fois pour toutes en termes de quotas ! Elle est fluctuante et souple. Prenez confiance en vous. Suivez le rythme de votre enfant et cela marchera très bien. Vous êtes sa mère et vous savez mieux que quiconque ce qui lui convient !

Surtout, ne donnez pas de biberon de complément. C'est le chemin direct vers une vraie baisse de la lactation : votre bébé tétant moins… vous aurez moins de lait. Sauf, bien sûr, si vous désirez entamer un sevrage (voir « Sevrer votre bébé », p. 86).

blues

Sans être nécessairement liés au fameux baby-blues (voir ci-contre), des moments de découragement peuvent aussi survenir dans les débuts de l'allaitement. Si cela vous arrive, rassurez-vous : **vous n'êtes pas la seule et vous allez surmonter cette période** ! La plupart des jeunes mères allaitantes ont connu ce sentiment.

Les coups de blues se manifestent la plupart du temps (mais pas toujours) au moment du retour à la maison. Un immense sentiment de solitude (qui prévaut dans notre pays où rares sont les personnes vraiment compétentes en matière d'allaitement) face aux éventuelles difficultés de mise en place de l'allaitement s'empare de vous, sans compter l'épuisement, l'impression d'être débordée par des situations inconnues, le désarroi face à la demande du bébé et à la quantité de tâches qui s'abat sur vous… Bref, on comprend mieux pourquoi les jeunes mamans peuvent craquer !

BABY-BLUES ET DÉPRESSION POST-PARTUM

Toutes les femmes ont entendu parler du « baby-blues », ce petit coup de dépression qui touche de nombreuses mamans après l'accouchement. Bouleversement hormonal, fatigue, période d'adaptation d'un statut à un autre (de fille, on devient mère), tous ces facteurs entrent en jeu pour nous mettre à plat pendant quelques jours... Rassurez-vous, ça passe la plupart du temps aussi vite que c'est venu. Rien ne dit que vous faites une dépression post-partum, affection beaucoup plus grave qui nécessite une prise en charge médicale rapide. La mère ressent alors une profonde tristesse, une grande anxiété et un désintérêt pour la vie. Elle se sent incapable de s'occuper de son enfant. Ces symptômes perdurent plusieurs semaines après la naissance.
Si jamais vous avez de telles idées noires, consultez au plus vite un médecin. Un traitement et une aide psychologique vous permettront de surmonter cette épreuve.

que faire ?

- D'abord, **reposez-vous**. Laissez tomber les tâches ménagères (de toute façon, il faudra encore s'y mettre dans 6 mois). Déléguez, déléguez, déléguez !

- **Autorisez-vous à centrer votre univers autour de votre bébé et de vous-même.** Faites-vous chouchouter par votre famille, votre compagnon, vos parents… Pour l'instant, tous les deux, vous êtes les personnes les plus importantes au monde.

- **Prenez contact avec une association de mamans qui allaitent** dans votre région : il y en a sûrement une pas loin de chez vous. Allez-y. Cela vous fera du bien, vous sortira, vous permettra de reprendre contact en douceur avec le monde « réel »… Vous pourrez parler sans retenue de tout ce qui vous inquiète, vous émeut, vous pose un problème. Personne ne vous jugera, mais, au contraire, cela vous aidera à relativiser ce qui vous arrive. Et vous repartirez gonflée à bloc.

un anti-dépresseur naturel ?

L'allaitement a bien un effet euphorisant, parce qu'il favorise la production d'endorphine, cette hormone dite « du bien-être ». Mais l'explication, probablement, ne se limite pas à une simple question de chimie. Le lien étroit entre la mère et son enfant, favorisé par l'allaitement, la proximité physique, rassurante tant pour la maman que pour l'enfant, le sentiment d'être le vecteur essentiel du développement du bébé, d'être une « bonne mère », participent sans doute à cet effet « antidépresseur » naturel. Nombreuses sont les mères qui parlent de bonheur et de plaisir, tant physique que psychologique, à propos de l'allaitement…

canal lactifère bouché

Aïe, aïe, aïe ! Ça fait mal ! Si bébé a du mal à téter ou si trop de temps s'est écoulé entre deux tétées (à cause – ou grâce ! – à une grande et belle nuit), il arrive qu'un canal lactifère (voir « Lactation », p. 30) se bouche, tout simplement parce qu'un « caillot » de lait s'est formé.

Vous éprouvez alors une douleur sourde dans le sein et sentez une bosse en passant la main sur la peau.

Il se peut aussi que le canal soit bouché au niveau de l'aréole, voire du mamelon. Dans ce cas, on distingue facilement le « bouchon », sorte de petit point blanc sur le bout du mamelon.

comment se soulager

Il va s'agir de faire évacuer le « caillot » de lait.

- D'abord, reposez-vous le plus possible. Un canal lactifère bouché est douloureux. Il survient souvent lors d'une grande fatigue. Alors, si possible, faites intervenir votre compagnon comme protecteur contre le monde extérieur, déléguez-lui le plus possible de tâches et mettez-vous au lit avec votre bébé.

- Commencez par une douche très chaude sur les seins.

CONSEILS

- Pour calmer la douleur due à un canal lactifère bouché, faites chauffer de l'eau que vous verserez très chaude sur une couche de bébé. Enroulez la couche sur le sein et faites-la tenir avec les Scratchs. Le résultat est très laid (oubliez vos tentatives de séduction pour un moment)... mais efficace ! Attention, avant de poser la couche sur le sein, testez la température sur la partie interne de votre avant-bras.
- Vous pouvez aussi essayer la couche froide : mouillez-la et essorez-la avant de la mettre au congélateur, puis appliquez-la sur le sein entre les tétées.
- La bonne vieille méthode de grand-mère pour soulager le sein engorgé consiste à l'envelopper dans des feuilles de chou : ça fait rire, mais ça marche ! (Le Lactarium de Paris utilise le chou tous les jours...) Achetez un chou vert frisé, mettez-le quelques heures au réfrigérateur ou une demi-heure au congélateur (il doit être bien froid). Prenez une feuille, lavez-la, enlevez la nervure et appliquez cette feuille sur la zone douloureuse. Dès que la sensation de fraîcheur a disparu, changez la feuille (environ toutes les demi-heures). Au bout de quelques feuilles, vous devez constater une nette amélioration.

- Massez vos seins sous l'eau chaude, en appuyant doucement sur la « bosse ». La chaleur permet aux tissus de s'assouplir et elle favorise la liquéfaction du lait.

- Si le bouchon de lait se trouve au bout du canal, au niveau du mamelon, faites rouler doucement ce dernier entre le pouce et l'index. Vous aiderez ainsi à décoller le caillot de lait des parois du canal. Un « spaghetti » de lait solidifié peut sortir du mamelon : le canal est alors débouché. Il se peut toutefois que le « bouchon » ait tendance à se reformer. Répétez l'opération – préventivement – plusieurs fois par jour.

- Mettez alors bébé au sein. Le mamelon, assoupli par l'eau chaude, sera plus facile à prendre en bouche. Une bonne tétée permet de « vidanger » (eh oui, les termes sont crus !) le canal obstrué. Si la tétée ne suffit pas ou est trop difficile, utilisez le tire-lait (voir « Tirer son lait », p. 49), puis remettez bébé au sein.

- Si vous souffrez ou que vous n'avez pas réussi à venir à bout d'une obstruction, procurez-vous de l'argile en pharmacie. Préférez la formule des bandes de gaze préimprégnées (beaucoup plus pratiques à l'emploi), qu'il suffit d'humidifier à l'eau chaude. Enroulez-les autour du sein entre deux tétées. Le soulagement doit intervenir rapidement.

- Si malgré vos efforts vous ne parvenez pas à améliorer la situation, faites appel à votre médecin. Un canal obstrué qui ne se dégage pas peut conduire à une lymphangite ou mastite (voir p. 72).

césarienne

Vous allez donner naissance à votre bébé par césarienne et vous voudriez tout de même allaiter ? Pas de problème.

Si vous êtes soumise à une anesthésie générale, la mise au sein sera retardée de quelques heures, jusqu'au moment où vous vous sentirez capable d'allaiter (cela vaut d'ailleurs pour toute intervention sous anesthésie générale). Le fait que vous vous sentiez en état d'allaiter signifie que le produit anesthésiant est suffisamment éliminé pour qu'il n'y ait pas de problème pour l'enfant.

Le peau-à-peau est particulièrement important dans le cas d'une naissance par césarienne. L'intervention peut retarder le premier contact mère-enfant, fondamental dans le démarrage du lien et de l'allaitement. Ce peau-à-peau devient un moyen de « réparer » ce qui n'a pu avoir lieu et qui, parfois, suscite des sentiments de dévalorisation et de culpabilité chez la mère. Le peau-à-peau favorise la lactation. Dès que la césarienne est programmée, demandez qu'on mette l'enfant contre vous le plus vite possible, nu et sur votre peau. (Voir aussi « Peau à peau », p. 36.)

En revanche, si la césarienne a lieu sous péridurale (le plus souvent), aucun problème. Vous pouvez demander à donner le sein à votre bébé aussitôt que possible, c'est-à-dire dès que l'incision est suturée, dans la salle d'accouchement. C'est dans les 2 heures qui suivent la naissance que le réflexe de succion est le plus puissant chez le nouveau-né (voir p. 35) – ce qui facilite, bien sûr, la mise en route de l'allaitement – mais c'est aussi dans ce premier contact que naît la relation entre la mère et l'enfant.

De retour dans votre chambre, si vous vous sentez bien, demandez à ce que votre enfant reste avec vous, y compris la nuit. Au besoin, insistez, faites-vous épauler par votre compagnon et, lorsqu'il faut mettre bébé au sein, demandez de l'aide aux infirmières ou aux puéricultrices. Elles sont là pour cela. Refusez énergiquement qu'on donne un biberon à votre bébé sous prétexte que vous êtes fatiguée !

NE PAS RESTER SEULE

Il est possible que votre bébé né par césarienne soit un peu « endormi », en raison de l'anesthésie mais aussi du mode de naissance, plus rapide qu'un accouchement par voie basse. Difficile alors de lui faire

NE RESTEZ PAS SEULE

Les débuts de l'allaitement ne sont pas forcément faciles. Une naissance par césarienne peut augmenter les difficultés, en raison de la douleur, de la tendance des soignants à vouloir éloigner le bébé de sa mère afin de permettre à cette dernière de se reposer davantage... Tout cela peut compromettre un bon début d'allaitement.
Une bonne solution consiste à demander la présence du père, y compris la nuit. Certaines maternités l'acceptent ou la proposent. Et puis on peut toujours installer un matelas pneumatique dans la chambre ! Renseignez-vous : non seulement votre compagnon vous apportera l'aide nécessaire pour mettre le bébé au sein, le changer, vous aider à bouger, à vous installer confortablement, mais sa présence sera en outre un réconfort et un soutien plus qu'appréciable dans ces premiers moments.

prendre le sein… Ne vous inquiétez pas. Avec un peu de patience et un minimum d'observation, il est possible de mettre en route un bon allaitement. Repérez les signes d'éveil : mimiques, mouvements de la bouche, yeux qui bougent sous les paupières. Prenez-le gentiment, embrassez-le, parlez-lui et proposez-lui le sein. Pour être le plus efficace possible, veillez à être bien installée, afin de ne pas vous fatiguer : allongée sur le côté, le nourrisson sur le côté, face à vous. Mettez un coussin pour bien caler le dos et un autre pour permettre de poser la jambe supérieure fléchie. La tête du bébé dans le coude fléchi, bouche au niveau du sein. Si cette position ne vous semble pas adéquate, demandez l'aide de l'infirmière pour trouver celle qui vous conviendra le mieux, sans risque pour vous. Si votre bébé a décidément du mal à téter, continuez à le mettre au sein souvent, mais tirez votre lait, afin de démarrer une bonne lactation et de lui apporter l'alimentation nécessaire sans passer par la case « biberons de supplément ».

quelques conseils pour allaiter tranquillement

La douleur de la cicatrisation se faisant sentir pendant quelques jours, en particulier lors des mouvements, voici quelques trucs à essayer pour allaiter dans la position la plus confortable possible.

- Lors de votre séjour à l'hôpital ou à la clinique, faites-vous aider et conseiller par les membres de l'équipe. N'hésitez pas à les appeler.
- Allaitez allongée sur le dos. Bébé est posé sur votre poitrine et en partie sur un oreiller placé à côté de vous (ce qui évite de peser sur la cicatrice).
- Si la position allongée ne vous convient pas, demandez qu'on vous aide à vous asseoir, le dos bien soutenu. Posez sur vous un oreiller ou plusieurs afin d'atteindre la bonne hauteur et placez-y le bébé : il sera surélevé et vous n'aurez pas d'effort musculaire à fournir pour lui donner le sein.
- Allaitez souvent : les tétées nombreuses évitent les risques d'un engorgement (qui peut entraîner des douleurs – inutile d'en rajouter !) et facilitent la prise du sein du bébé. Par ailleurs, les tétées provoquent des contractions utérines qui accélèrent le processus de cicatrisation.

chirurgie mammaire

Quatre types d'incisions sont utilisées dans la chirurgie d'augmentation mammaire, qui peuvent provoquer des difficultés d'allaitement.

incision dans le sillon sous-mammaire

Dans ce type d'incision, l'incision est faite sous le sein et l'implant est placé sous le tissu mammaire. La cicatrice est généralement visible et facilement irritée par le soutien-gorge.

incision périaréolaire

L'incision est faite autour de l'aréole. Bien que la cicatrice soit moins visible que dans le cas précédent, il y a parfois, suivant l'emplacement de l'incision, une perte de sensation de la plaque aréolo-mamelonnaire, un risque d'atteinte des branches du 4e nerf intercostal et donc d'insuffisance de la lactation secondaire.

incision axillaire

L'incision est effectuée sous le bras, l'implant étant inséré sous la glande (en prépectoral) ou sous le muscle (en rétropectoral). Il y a peu de cicatrices et peu d'interférence avec le tissu mammaire en cas d'insertion rétro-pectorale. La surveillance par mammographie est également plus facile dans ce cas.

incision trans-aréolaire

Cette incision est effectuée au niveau de l'aréole et du mamelon. Une lactation complète est quasiment impossible avec cette technique qui dérange fortement la structure du tissu glandulaire, les nerfs et la vascularisation. Cette information devrait être donnée à toutes les femmes qui envisageraient cette procédure qui donnerait par ailleurs une moindre visibilité de la cicatrice. L'incision transaréolaire semble surtout pratiquée dans d'autres pays que la France.

conséquences pour l'allaitement

Pour ce qui est du succès de la lactation, on a vu qu'il peut varier suivant le type d'incision pratiquée, les incisions périaréolaires et transaréolaires étant les plus problématiques. Les femmes ayant eu une incision périaréolaire seraient quatre fois plus susceptibles de présenter une insuffisance de la lactation que les femmes n'ayant pas eu de chirurgie mammaire. Les séries existantes concordent et montrent qu'environ deux tiers des femmes ayant subi une chirurgie d'augmentation mammaire peuvent avoir une lactation insuffisante. Dans l'étude de Hurst (in *Les Dossiers de l'allaitement*, n° 60, 1996), aucune des femmes ayant eu une incision périaréolaire n'a eu de lactation complète. 50 % des femmes ayant eu des incisions sous-mammaires ou axillaires produisaient suffisamment de lait.

Il est donc possible d'allaiter après une chirurgie mammaire, mais il est recommandé d'en parler à son médecin. Si des difficultés surgissent, faire appel à une association d'aide à l'allaitement est une solution qui permet d'éviter un arrêt brutal de l'allaitement.

coliques

L'immaturité du système digestif des bébés ou des problèmes de déglutition (trop d'air avalé) peuvent entraîner des douleurs (spasmes, gaz) au moment de la digestion. Ce sont les fameuses « coliques » du nourrisson, ses pleurs inconsolables, qui surviennent généralement en fin de journée. Mais l'origine gastrique de ces pleurs n'est pas la seule cause du chagrin : les bébés pleurent aussi parce qu'ils ont… besoin de pleurer ! Sans doute afin d'éliminer la tension et le stress de la journée. En tout cas, le stress du bébé se répercute sur les parents, parfois désarmés (voir « Pleurs » p. 77).

Pour ce qui est des « vraies coliques », on peut, en matière d'allaitement, y trouver quelques explications, d'autant qu'il semblerait que les bébés allaités soient plus sujets à ce désagrément que les bébés nourris au biberon... bien que cette hypothèse ne soit pas confirmée par une étude. Voici quelques hypothèses et solutions.

le réflexe d'éjection est trop fort

Si le lait coule trop puissamment, cela peut gêner le bébé dans sa déglutition, l'amener à mal avaler, à s'étrangler, à ingérer de l'air, bref... à le mettre dans un état de détresse que sa maman ne comprend pas forcément. Cela se manifeste souvent ainsi : votre bébé pleure au cours de la tétée, s'arrête au milieu, et semble grincheux après avoir bu. Quelques astuces pour éviter une éjection trop forte :

- Tirez un peu de lait juste avant la tétée en massant le sein ou à l'aide d'un tire-lait (voir « Tirer son lait », p. 49).
- Dès que vous sentez le picotement de l'éjection, ôtez doucement bébé du sein (en appuyant délicatement sur le menton) et attendez la fin de l'éjection pour le remettre au sein (prévoyez un linge pour absorber le lait).
- Essayez d'allaiter allongée, car la position horizontale diminue la pression du jet de lait.
- Si votre bébé avale de travers et s'agite, appuyez doucement sur son menton afin de l'amener à lâcher le sein, posez-le calmement sur votre épaule, promenez-vous (avec ou sans chanson) en lui tapotant le dos, afin de l'aider à éjecter le surplus d'air qu'il aurait pu ingurgiter.
- N'attendez pas que votre bébé pleure très fort pour lui donner le sein : mettez-le à téter dès qu'il manifeste un peu . Un bébé qui a trop faim se « jette » sur le sein et provoque un fort jet de lait. S'il démarre la tétée plus posément, l'éjection sera plus douce.

UN SEUL SEIN À CHAQUE TÉTÉE

Le lait maternel change de composition au cours de la tétée. Si la tétée ne dure pas assez longtemps au même sein, le bébé ne reçoit que le lait de début de tétée, aqueux, riche en lactose et pauvre en graisse. Or, ce lait peut provoquer des phénomènes comparables à l'intolérance au lactose (une « fausse » intolérance) : des gaz, des selles verdâtres et liquides.
La solution consiste tout simplement à donner un seul sein à chaque tétée. Il faut donc attendre que le bébé s'arrête de lui-même : il a pris ainsi tout le lait, de début et de fin de tétée, et il est rassasié. (Voir « Lactation », p. 30, et « Durée des tétées », p. 29).

votre alimentation ne convient pas à votre bébé

Cherchez d'abord si, dans les dernières 24 heures, vous avez pu manger un aliment en trop grande quantité : on sait par exemple que melon et tomates peuvent provoquer acidité et fermentation intestinales, à l'origine de ballonnements et de spasmes. Dans ce cas, le traitement est simple : abstenez-vous de ces fruits et

À SAVOIR

Dans la plupart des cas, les coliques du nourrisson passent spontanément, en général vers 3 ou 4 mois, lorsque le système digestif est plus mature.

légumes pendant un moment (une dizaine de jours), puis mangez-en en quantité raisonnable (pas à chaque repas).

Certaines protéines présentes dans l'alimentation maternelle peuvent passer dans le lait, en particulier les protéines du lait de vache, responsables d'allergies alimentaires. Si vous avez un doute au sujet du lait de vache (après avoir éliminé les autres causes de gêne digestive) :

- Éliminez tous les produits laitiers de votre alimentation pendant 1 semaine environ (voire un peu plus longtemps). Remplacez, par exemple, les laitages par des produits à base de lait de soja (yaourts, desserts, lait de soja).

- Réintroduisez progressivement les laitages en petites quantités. Il est possible que ce soit en effet la quantité ingérée qui pose un problème, non pas les produits laitiers eux-mêmes.

- Commencez par les produits modifiés (fromages, fromage blanc…).

- Pensez à manger d'autres produits laitiers que ceux à base de lait de vache : lait de brebis (yaourts), lait de chèvre…

crevasses

Les crevasses sont de petites plaies, des craquelures de la peau qui apparaissent quelquefois sur le mamelon. Elles sont différentes des gerçures, irritations plus profondes de l'épiderme. Toutes deux sont très douloureuses en raison de la finesse et de l'innervation de la peau du mamelon. Mais rassurez-vous, ces petits bobos ne sont dangereux ni pour votre bébé ni pour vous, et ne constituent sûrement pas une raison pour arrêter l'allaitement ! Gerçures et crevasses se soignent très bien : il existe des pommades homéopathiques très efficaces et sans aucun risque pour votre enfant.

Tout d'abord, n'oubliez pas que la plupart des problèmes aux mamelons proviennent d'une mauvaise position de tétée ou d'une mauvaise prise en bouche du sein par le bébé (par exemple, il place sa langue au bout du mamelon au lieu de la poser sous l'aréole, ce qui irrite le bout du sein). Avant de soigner les crevasses elles-mêmes, reportez-vous au chapitre « Mise au sein » (voir p. 32). Il est probable que vous ressentirez un soulagement immédiat une fois que la position du bébé sera rectifiée.

quelques astuces

- Avant la tétée, massez l'aréole d'une main afin de l'assouplir ou tirez un peu de lait (à la main ou avec un tire-lait), ce qui facilitera le réflexe d'éjection (voir p. 43). Le sein étant moins tendu, la prise du bébé sera moins douloureuse.

- Pour empêcher l'apparition d'une crevasse, il faut éviter tout ce qui peut aggraver la déshydratation. Ne séchez pas vos mamelons avec un sèche-cheveux.

- D'une manière générale, si le bout de vos seins est douloureux, laisser la poitrine à l'air libre le plus souvent possible aide à la guérison, en évitant la macération du sein dans un milieu plus ou moins humide (compresse d'allaitement, soutien-gorge...).

- Lorsque vous portez des compresses d'allaitement, choisissez-les toujours en coton et jamais imperméables : l'air doit impérativement circuler.

- Enduisez vos mamelons soit d'une pommade homéopathique qui favorise la cicatrisation et la souplesse de la peau (à faire préparer en pharmacie), soit d'une pommade à base de lanoline purifiée. Ces produits ne présentant aucun danger pour la santé de bébé, vous pouvez en mettre avant et entre les tétées. Et vous n'avez pas besoin de nettoyer votre sein avant la tétée. En 3 ou 4 jours, les crevasses devraient avoir disparu.

- La prise d'un antalgique de type paracétamol (prescrit par votre médecin) juste avant la tétée vous aidera bien. Prenez-en aussi avant de vous coucher.

- Si la douleur est trop intense pour permettre à bébé de prendre le sein, tirez votre lait quelque temps (voir « Tirer son lait », p. 49). Vous le donnerez soit à la tasse, soit à la cuillère, soit au biberon (en dernier recours si vous êtes au tout début de l'allaitement). Lorsque la peau sera moins sensible et les crevasses cicatrisées, vous repasserez à un allaitement « normal ». Pendant tout ce temps où votre enfant ne tète pas, utilisez les pommades indiquées ci-dessus.

Si la situation ne s'améliore pas malgré toutes vos précautions et tous vos soins, il est possible que vous soyez victime d'un *Candida albicans*, appelée aussi « muguet » (présence de points blancs dans la bouche du bébé). Cette infection est très courante après la prise d'antibiotiques. Les champignons peuvent se répandre le long des canaux lactifères et provoquer de vives douleurs dans le sein (sensations de brûlures). Le bébé et la mère doivent être soignés ensemble. Si vous ressentez ce type de douleurs, n'attendez pas et consultez rapidement : sans danger, la candidose est cependant très douloureuse.

CONSEIL

Les crevasses ne sont pas une fatalité ! Un truc efficace pour éviter leur apparition : après la tétée, enduisez vos mamelons de quelques gouttes de votre lait, que vous ferez pénétrer en massant doucement. Laissez sécher à l'air libre.
Les vertus antiseptiques du lait maternel préviennent les infections et sa composition favorise l'assouplissement de la peau, le tout sans aucun produit chimique et sans dépenser un centime ! Le produit idéal !

dents

Inévitablement, si vous désirez poursuivre l'allaitement au-delà des 3 mois généralement admis par la société française, vous vous soucierez de l'apparition des dents de votre bébé. On ne manquera d'ailleurs pas de vous le faire remarquer : « Ah bon ! Tu l'allaites encore ! Mais il ne te mord pas ? » En fait, il y a deux réponses à cette question : non, il ne vous mordra pas, et oui, il peut vous mordre. Contradiction ? En apparence seulement.

Il ne vous mordra pas parce qu'il est impossible physiologiquement de mordre en tétant.

- Le mamelon est placé au fond de la bouche du bébé, la langue contre la gencive inférieure appuie le sein contre le palais. Les dents de la mâchoire inférieure ne peuvent toucher le mamelon et les dents de la mâchoire supérieure n'appuient que légèrement sur l'aréole.
- Quand le bébé tète, il ne ferme pas la bouche : elle est ouverte contre le sein. Il ne peut donc pas mordre à ce moment.

En revanche, **il peut s'amuser à mordre « pour voir » à la fin ou au tout début de la tétée…** La réaction de la maman est suffisamment forte à ce moment-là pour faire comprendre au bébé qu'il vaut mieux ne pas recommencer. Si petit soit-il, un bébé comprend très bien que sa maman n'est pas d'accord. Il vous suffit de dire « non » d'une voix ferme et retirer le sein immédiatement. Il ne recommencera pas ! A-t-on d'ailleurs jamais vu des sucettes ou des tétines de biberon trouées par les morsures des « grands » de deux ans ou plus ?

> **À SAVOIR**
>
> Il faut savoir que certains bébés (1 sur 60 000…) naissent avec leur première dent. Leur mère ne se pose alors pas la question de savoir si elle doit arrêter d'allaiter à cause des dents de son petit !

engorgement

Dans les jours qui suivent la naissance, avec la montée de lait, les seins grossissent, deviennent lourds, durcissent, sont sensibles. C'est l'afflux de sang et de lymphe qui provoque cet effet, parfaitement normal. Cette sensation, vous pourrez la retrouver par la suite, mais sans doute avec une intensité moindre, à l'approche d'une tétée ou si votre enfant a oublié de se réveiller pendant la nuit. Il suffira alors de donner le sein pour que tout rentre dans l'ordre.

Lorsqu'on arrive à la fin de la grossesse, nous sommes « prêtes » pour allaiter, mais les hormones placentaires inhibent la lactation. Tout de suite après la naissance, ces hormones chutent rapidement et la montée de lait démarre. Il semblerait que lorsque le sein a été bien « vidé », la prolactine stimule la « production » de lait. Mais, par ailleurs, d'autres pistes suggèrent que la mise au sein fréquente induit la rapidité de synthèse du lait. Autrement dit, plus on met le bébé au sein, plus vite le lait est « produit » et moins le sein s'engorge. Enfin, les risques d'engorgement ou l'engorgement culminent pendant les six premiers jours après la naissance et se résorbe ensuite.

C'est un phénomène désagréable fréquent, et, le plus souvent, sans gravité, à condition de savoir comment réagir. Or, tout le problème est là : pour la plupart des mamans confrontées au problème (surtout lors d'un premier allaitement), les réponses et les conseils sont souvent inappropriés, voire inexistants, y compris de la part des professionnels ! On a vu des sages-femmes et des infirmières refuser le tire-lait à des jeunes mamans dont le bébé ne tétait pas suffisamment pour « vider » le sein, sous prétexte que cela risquait d'aggraver la montée de lait. Résultat : des douleurs violentes, un bébé qui pleure parce qu'il n'arrive plus à prendre le sein, trop gonflé, et une maman exténuée, désemparée et en larmes.

Pour éviter que ce gonflement ne devienne douloureux, pénible, c'est-à-dire « pathologique », **il suffit de mettre le bébé au sein suffisamment souvent et aussi longtemps qu'il le désire, et ce dès la naissance.** Les seins sont ainsi régulièrement soulagés, le lait circule et on évite aussi que les canaux ne se bouchent (voir « Canal lactifère bouché », p. 56).

pour éviter l'engorgement

- Après la première tétée en salle de travail (voir « Mise au sein » p. 32), le nourrisson, fatigué, peut avoir besoin de dormir pendant de longues heures. Il n'y a souvent guère plus de 2 ou 3 tétées durant les premières 24 heures. Ne vous inquiétez pas, c'est normal.
- À la fin du 2e ou 3e jour après la naissance, vous ressentirez probablement les signes de la « montée de lait » (seins gonflés, sensation d'avoir une poitrine lourde, « en pierre », voir p. 39). À partir de ce moment, et sans attendre, mettez bébé au sein fréquemment durant les 24 ou 48 heures à venir. La nature est bien faite, car la plupart des bébés réclameront très souvent à téter dès cet instant et tout particulièrement la nuit. Adaptez-vous donc à la demande de votre bébé, cela vous évitera l'engorgement. Il peut vous arriver de donner le sein 12, 16, 20 fois en 24 heures ! Ne vous inquiétez pas, au contraire : en suivant ce rythme intense, vous allez « démarrer » un bel allaitement grâce à cette stimulation assortie d'une « vidange » régulière des canaux lactifères et votre bébé va prendre du poids avec régularité (vous pourrez le peser, mais surtout, vous le constaterez facilement : selles abondantes et couches lourdes remplies d'urine).
- Durant ces jours « intenses », débranchez votre téléphone et reposez-vous dès que vous le pouvez, avec votre bébé. Refusez les visites trop longues, sympas, mais fatigantes.
- Si le bébé est un dormeur et ne tète pas assez, il faut le réveiller au moins toutes les 3 heures ou dès que vous sentez lourdeur et tension des seins. Si cela vous fend le cœur de le réveiller, vous pouvez aussi tirer votre lait (voir p. 49). N'oubliez pas, cependant, que la succion du bébé est de loin la plus efficace. Plus il prendra l'habitude de

VOS QUESTIONS

Comment reconnaître un engorgement physiologique normal ?

Les seins sont lourds, sans être durs, plus ou moins douloureux, plus ou moins sensibles. L'aréole est aplatie et le lait coule très bien, souvent même il s'écoule seul, sans sollicitation.
Si l'engorgement normal est pris tout de suite, soit en mettant bébé au sein, soit en tirant le lait, la situation redeviendra normale instantanément.
En revanche, si vous tardez à en reconnaître les signes (c'est vrai pour les premières heures de la montée de lait), vous risquez un engorgement pathologique, beaucoup plus douloureux et difficile à maîtriser.

téter, plus l'allaitement sera satisfaisant en quantité et en confort, pour vous deux. Au besoin, alternez un réveil et une extraction de lait (manuelle ou par le tire-lait).

en cas d'engorgement

- Massez l'aréole pour l'assouplir, ceci facilitera la prise en bouche du bébé. Si vraiment votre enfant a encore du mal à attraper l'aréole, vous pouvez extraire un peu de lait, manuellement ou avec le tire-lait. Une fois un premier réflexe d'éjection passé, l'aréole sera souple et saillante, donc facile à prendre pour une petite bouche.

- Vérifiez la qualité de la succion de votre bébé, c'est-à-dire la position des lèvres autour du sein (voir « Mise au sein », p. 32).

- Appuyez doucement du plat de la main sur le sein pendant la tétée pour comprimer les canaux et favoriser l'éjection du lait.

- Ne donnez qu'un seul sein (l'autre sein arrête alors la fabrication du lait), afin que les canaux se vident complètement. Vous donnerez l'autre sein lors de la tétée suivante. S'il est trop « plein », tirez un peu de lait pour vous permettre d'attendre.

- Donnez des tétées fréquentes, aussi souvent que votre bébé les réclame et sans attendre qu'il s'énerve au point de refuser le sein !

- Si les tétées sont très fréquentes et courtes, on peut proposer deux ou trois fois de suite le même sein jusqu'à ce qu'il soit souple.

que faire si l'engorgement pathologique se produit ?

- Il faut agir vite. Commencez par masser l'aréole pour extraire un peu de votre lait.

- Douchez vos seins à l'eau chaude (la plus chaude possible), puis utilisez un tire-lait jusqu'à ce que vos seins redeviennent souples et que vous ressentiez un réel soulagement. Si vous êtes à la maternité et que le personnel soignant vous refuse le tire-lait, insistez. Au besoin, exigez-le. Lors de la naissance de ma fille, faute d'information, j'avais trop attendu. Résultat : un engorgement très douloureux et un canal lactifère bouché (voir p. 56)... Quand mon fils est né, je savais. J'ai réclamé d'emblée un tire-lait... qui m'a d'abord été refusé, et que j'ai finalement obtenu. Plus d'engorgement !

- Pour certaines femmes, la chaleur est un facteur aggravant de l'engorgement. Dans ce cas, le froid peut donner de bons résultats : glaçons dans un gant, cataplasmes froids ou tout simplement douche froide.

- Demandez, si elles en ont l'habitude, un massage aux sages-femmes. Cette technique, encore peu répandue, permet de solliciter manuellement tous les canaux lactifères et de procéder à leur désengorgement et à leur assouplissement. Un tel massage, pour être efficace, réclame du temps (un quart d'heure, voire davantage). Si vous pouvez en bénéficier, vous en ressentirez un grand bien-être.

VOS QUESTIONS

Comment reconnaître un engorgement pathologique ?

Vous avez l'impression d'être dotée d'une poitrine fellinienne, dure, douloureuse et gênante, vos seins sont très chauds... Voici les signes assurés d'un engorgement pathologique en train de s'installer. Vous pouvez même, dans les cas les plus avancés, sentir des petites boules dures le long du sein : ce sont les canaux lactifères qui se bouchent. Enfin, une douleur irradiante, du sein vers la mâchoire ou l'oreille, peut même s'installer.

- À la maison, vous pouvez diminuer l'inflammation par l'application d'argile chaude ou de feuilles de chou froides (voir à ce sujet « Canal lactifère bouché », p. 56).

- Et surtout, continuez à mettre le bébé le plus souvent possible au sein. N'oubliez pas : les tétées fréquentes sont le secret d'un allaitement qui démarre bien.

ictère

L'ictère est plus connu sous le nom de « jaunisse du nourrisson ». 50 % des bébés en souffrent à la naissance, mais il se résorbe seul, sans traitement particulier. Dans la majeure partie des cas, il suffit d'exposer les nourrissons à la lumière du soleil. Dans certains cas, afin d'accélérer la guérison, on expose le bébé à une lumière artificielle et on le met sous traitement. Si l'ictère est dit « physiologique », c'est-à-dire sans gravité, il ne s'oppose nullement à une poursuite de l'allaitement, bien au contraire.

Quel que soit le cas de votre enfant, **l'allaitement peut et doit se poursuivre** : en effet, le lait maternel est la meilleure alimentation possible pour votre bébé.

L'ictère est dû à l'immaturité du système digestif du tout jeune bébé, incapable d'éliminer les résidus des cellules (en particulier des globules rouges), dont la bilirubine, pigment rouge orangé, qui doit être éliminée par le foie. Avant la naissance, c'est le foie de maman qui se chargeait du travail... Maintenant, c'est celui de bébé et il ne parvient pas toujours à faire face à la demande ! Le surplus de bilirubine que le foie ne peut éliminer est logé dans la peau et les tissus – d'où un magnifique teint bronzé.

Donnez le sein souvent à votre enfant (au moins huit fois par jour) : l'**absorption fréquente de lait maternel stimule la fonction intestinale et accélère l'élimination de la bilirubine dans les selles.**

De plus, on connaît aujourd'hui les vertus du colostrum, qui, d'après une étude menée en 1990, peut empêcher un ictère physiologique de s'aggraver, à condition que le petit boive environ une dizaine de fois au cours de la première journée. Le colostrum est en effet très laxatif, son absorption facilite l'élimination du méconium et des premières selles. Par voie de conséquence, il facilite aussi l'élimination de la bilirubine, présente dans le sang du bébé.

Il est important de veiller à ce que bébé prenne une quantité suffisante de lait de fin de tétée, le plus riche en corps gras, qui favorise l'élimination par l'intestin. Ainsi, donnez-lui le même sein jusqu'à ce qu'il cesse la tétée de lui-même ou s'endorme au sein. Ainsi, il aura reçu tous les nutriments indispensables.

À SAVOIR

L'ictère physiologique touche davantage certaines populations que d'autres : les petits Chinois, Japonais, Coréens, Amérindiens et Sud-Américains sont plus souvent touchés. La raison ? Pour l'instant, elle reste inconnue…
Par ailleurs, une étude de 1989 a fait apparaître que les bébés qui vivent en haute altitude développent plus d'ictère que leurs copains vivant en plaine. Pour les chercheurs, il s'agit d'un effet direct de l'altitude : l'air des sommets a un taux d'oxygène plus bas qu'en moyenne et basse altitude. Or, la baisse d'oxygène fait augmenter le taux de globules rouges et d'hémoglobine dans le sang. Et donc dans le sang des nouveau-nés.

stimuler la tétée d'un bébé somnolent

En cas d'ictère, le bébé peut somnoler, il n'est pas assez actif et ne tête donc pas bien. Il faut le stimuler.

- Ôtez-lui le sein de la bouche lorsqu'il s'endort, réveillez-le en lui parlant, en le mettant en position verticale contre votre épaule, en le secouant gentiment. Vous pouvez aussi le déshabiller et le mettre peau à peau contre vous. Tapotez-lui le dos (non seulement cela le maintient éveillé, mais cela lui permet aussi d'évacuer éventuellement un peu d'air !).
- Remettez-le au sein, toujours du même côté. S'il se rendort, recommencez : sa tétée, pour être efficace jusqu'au lait de fin, devrait durer en tout environ 20 à 30 minutes. D'accord, c'est astreignant mais efficace !
- Pendant la tétée, massez votre sein sans le lui enlever de la bouche. Passez doucement vos doigts sur votre sein, du haut vers le mamelon. Cette technique permet une arrivée plus importante des matières grasses dans le lait. Observez bébé : commencez le massage quand vous voyez que le rythme de la succion se ralentit.

Dans tous les cas, ne donnez pas de suppléments d'eau à votre enfant, sous prétexte que cela « évacuerait » la jaunisse ! En acceptant ces suppléments (souvent proposés dans les maternités), vous risquez de perturber la mise en place de l'allaitement. Sachez que la bilirubine est éliminée à 98 % dans les selles et à 2 % seulement dans les urines. Or, donner de l'eau en supplément, c'est augmenter le nombre de pipis, pas le nombre de selles.

L'augmentation du nombre de tétées suffit dans la grande majorité des cas à lutter contre l'ictère.

mamelons sensibles

Au début de l'allaitement (et pendant la grossesse), il est normal et fréquent que les mamelons soient sensibles, voire douloureux. En général, cette sensibilité au début de l'allaitement (les premiers jours) est due aux premiers mouvements de succion : le bébé « tire » le mamelon (et l'aréole).

En le mettant dans la bonne position, les douleurs doivent diminuer progressivement (voir « Mise au sein », p. 32). Si elles persistent, diffuses ou aiguës, au-delà de ce laps de temps, ce n'est pas normal.

identifiez quand et où vous avez mal

au début de la tétée seulement

Puis les douleurs diminuent avec l'éjection du lait. C'est la position du bébé qui n'est pas parfaite. Essayez de l'améliorer (voir plus bas).

pendant toute la tétée

La position du bébé ou la prise de sein ne sont pas bonnes. Vérifiez l'une et l'autre. Observez la bouche de votre bébé quand il tète : ses lèvres doivent être bien retroussées autour de l'aréole. Si ce n'est pas le cas, ouvrez-lui la bouche en appuyant doucement sur le menton, puis remettez-le au sein en lui offrant la presque totalité de l'aréole (voir les différentes techniques, « Mise au sein », p. 32).

en haut du mamelon

Soit bébé ne prend pas assez d'aréole dans la bouche, soit il relève sa langue – ce qui

CONSEILS

- Le froid permet de soulager la douleur et de franchir les premiers instants de la tétée, les plus pénibles. Juste avant de donner le sein, appliquez un gant de toilette rempli de glaçons sur le mamelon douloureux ou pensez à mouiller des compresses d'allaitement ou des gants de toilette, puis à les glisser au congélateur (dans un sachet de congélation). Appliquez-les juste avant la tétée. Sachez aussi que le froid aide les mamelons à pointer, donc facilite la prise du sein pour le bébé.
- Commencez toujours par donner le sein le moins douloureux : quand le réflexe d'éjection aura eu lieu, mettez alors bébé de l'autre côté. Comme le réflexe se produit aux deux seins au même moment, la prise du sein douloureux sera alors bien plus facile.

a pour effet d'exercer une pression sur le mamelon au mauvais endroit.

Si vous n'obtenez pas d'amélioration en remettant bébé au sein et en le plaçant de manière à l'obliger à incliner la tête vers sa poitrine, essayez un petit exercice entre les tétées : allongez le bébé sur votre avant-bras, en sens inversé, c'est-à-dire en le plaçant tête vers le bas, ventre sur votre bras, la paume de votre main soutenant son front. Donnez-lui un doigt à téter, pulpe du doigt vers le palais. Faites cet entraînement durant 5 minutes : la position du bébé et celle de votre doigt exercent une pression permettant un bon placement de la langue.

Par ailleurs, juste avant de mettre bébé au sein, donnez-lui votre doigt à téter de la main qui tient le sein : vous contrôlerez ainsi la position de la langue ; lorsque vous sentez que celle-ci est bien abaissée, remplacez le doigt par le mamelon.

en bas du mamelon

Votre bébé peut téter sa lèvre inférieure en même temps que le sein. Vérifiez avec le doigt si c'est le cas. Il suffit de tirer doucement sur la lèvre pour qu'elle se replace et que la tétée reprenne sans douleur.

sur le bout du mamelon

Une ligne rouge peut apparaître. Bébé ne prend sans doute pas une part suffisamment importante du sein. Ouvrez-lui la bouche et remettez-le à téter, en vérifiant qu'il prend bien l'aréole.

sur tout le mamelon

La position est sans doute mauvaise ou bien bébé roule sa langue vers l'arrière. Enlevez-le puis remettez-le au sein.

VOS QUESTIONS

Qu'est ce qu'on appelle le muguet et comment le traiter ?

Il arrive qu'une infection bénigne se développant à même le lait provoque l'apparition de petits points blancs dans la bouche de votre enfant et/ou de démangeaisons et de picotements accompagnés de rougeurs pour vous : le muguet, qui n'est autre qu'un champignon. Ce n'est pas grave, mais c'est exaspérant et douloureux... Consultez votre médecin sans attendre : il vous prescrira des médicaments pour vous et votre bébé, qui vous permettront de poursuivre l'allaitement sans inconvénient.
En attendant que le traitement fasse son effet, soyez rigoureuse en matière d'hygiène : lavez-vous les mains, lavez vos seins et rincez-les alors avant et après les tétées. Séchez-les en changeant de serviette à chaque utilisation (et mettez aussitôt cette serviette dans la machine à laver). Durant quelques jours, si vous avez trop mal, donnez le sein avec une téterelle (en vente en pharmacie) que vous laverez et stériliserez comme une tétine de biberon : vous éviterez ainsi de vous recontaminer mutuellement avec votre bébé. Ou alors tirez votre lait à l'aide d'un tire-lait manuel.
Les traitements antimuguet sont aujourd'hui très efficaces (autrefois, on avait un mal fou à s'en débarrasser). En quelques jours (deux semaines environ), tout reprendra son rythme normal. En attendant, reposez-vous : la fatigue favorise l'apparition du muguet. Et surtout ne donnez pas de sucette à votre bébé, elle entretient le muguet.

Si la douleur ne cesse pas, malgré ces rectifications, vous pouvez souffrir d'un début d'engorgement (voir p. 64), de canal lactifère bouché (voir p. 56) ou de crevasses (voir p. 62). Il peut s'agir également d'un problème de muguet (voir ci-contre) chez votre enfant.

Il faut demander de l'aide sans attendre : plus vous retarderez ce moment, plus les douleurs deviendront intenses et l'allaitement pénible.

Si votre médecin est un as de l'allaitement (c'est rarissime !), ou si vous avez la chance d'avoir une consultation d'allaitement dans votre maternité (encore plus rare...), consultez vite. Sinon, demandez de l'aide à une association telle que Solidarilait ou la Leche League (adresses en fin de livre, p. 108) : vous y trouverez écoute, aide et intervention à tout moment (même le dimanche et les jours fériés !).

mamelons invaginés

C'est une particularité assez fréquente chez les jeunes femmes n'ayant jamais allaité. On parle aussi de « mamelons ombiliqués ». Au lieu de ressortir, le mamelon reste plat ou semble même rétracté. Cette spécificité a pour inconvénient majeur de rendre la tétée plus difficile pour le bébé. Diverses techniques ont été proposées pour améliorer la situation... sans vraiment prouver leur efficacité. Mais rien ne vous empêche d'essayer. Elles sont sans danger.

- La technique dite Hoffman porte le nom du médecin qui l'a mise au point. Placez vos pouces le long de deux lignes imaginaires, de chaque côté du mamelon. Appuyez fermement, tout en éloignant les deux pouces l'un de l'autre. Vous étirez ainsi la peau du mamelon. Ce geste le fera saillir et se déplacer vers le haut. Ce petit exercice, pratiqué chaque fois que vous y pensez, surtout durant les premiers jours qui suivent la naissance, contribuera à faire sortir les mamelons. On peut aussi commencer à le pratiquer dès le dernier mois de grossesse.

- Après votre toilette, frottez doucement les mamelons avec votre serviette : ce contact a pour effet de les faire pointer. Placez alors le pouce et l'index de chaque côté et pressez doucement. Avec l'autre main, saisissez délicatement le mamelon et tirez-le gentiment. Pratiquez cette « gymnastique » aussi souvent que possible : par exemple, avant ou après chaque tétée, et même avant la naissance de votre petit.

- Sachez qu'il existe des « coquilles forme mamelon » (à ne pas confondre avec les téterelles), destinées à faire sortir les mamelons. Leur port dans la journée est recommandé, surtout pendant le dernier trimestre de la grossesse. Vous pouvez aussi commencer après la naissance de votre enfant. Elles se portent environ une demi-heure avant les tétées, pour faire ressortir les mamelons et faciliter ainsi la prise de sein. (Reportez-vous aux adresses p. 108.)

Si vraiment la situation est encore difficile pour bébé, continuez à pratiquer ces

CONSEILS

Vouspouvez préparer vos bouts de seins avant la naissance. Voici quelques conseils pour vous aider.

- Laissez les seins à l'air libre et, si vous pouvez, mettez-vous un peu au soleil (pas trop et surtout pas jusqu'au coup de soleil !) : les rayons ultraviolets ont pour effet d'augmenter légèrement l'épaisseur de l'épiderme, donc de « renforcer » la peau des mamelons.
- Portez un tee-shirt sans soutien-gorge : le frottement du tissu durcit les bouts de seins.
- Tirez doucement sur les bouts, tout doucement... et tous les jours. Ce petit exercice les aidera à saillir.
- Vous pouvez aussi essayer le coup du glaçon : passez doucement un glaçon sur le mamelon. Le froid a pour effet de contracter l'aréole et de faire saillir le mamelon (ce « truc » est également recommandé pour les mises en bouche difficiles du nouveau-né).
- Massez les bouts de seins avec de la lanoline.
- Si vous avez la peau claire, allez-y doucement : les peaux claires sont plus fragiles et sensibles que les peaux brunes.
- Attention ! Manipuler et donc stimuler le mamelon peut provoquer des contractions de l'utérus, particulièrement en cas de menace d'accouchement prématuré.

exercices, et utilisez le tire-lait. Rappelez-vous, dans tous les cas, que votre bébé est le meilleur remède à cet inconvénient : en tétant, il fera sortir le mamelon. Il tète l'aréole, pas seulement le mamelon. Un mamelon invaginé peut donc rendre la prise du sein moins facile – mais ne peut l'empêcher. En quelques semaines, vous n'y penserez plus !

mastite

La mastite est une infection du sein due à une bactérie, mais peut aussi être simplement « mécanique », avec un phénomène inflammatoire. Elle survient souvent à la suite d'un canal lactifère bouché et mal soigné (voir « Canal lactifère bouché », p. 56). La douleur est intense et s'accompagne parfois d'une sensation d'irradiation dans le cou, jusqu'à l'oreille ou la mâchoire, d'une traînée rouge intense accompagnée d'une sensation de chaleur le long du canal touché. De la fièvre peut survenir. En tout cas, si vous êtes touchée par une mastite, vous ressentirez une fatigue intense, et parfois des sensations similaires aux symptômes de la grippe. En règle générale, un antibiotique est prescrit, accompagné d'antalgiques (ibuprofène, paracétamol).

Attention ! Consultez un médecin qui s'y connaît en allaitement ou, mieux, si vous le pouvez, rendez-vous à une consultation d'allaitement (voir adresses en fin de livre p. 108). Sinon, vous risquez (surtout dans notre pays) de vous voir prescrire des médicaments incompatibles avec l'allaitement. On vous ordonnera alors l'arrêt pur et simple de l'allaitement ! Or, l'allaitement est parfaitement compatible avec une mastite :

il permet même de lutter plus efficacement contre l'infection, en permettant la circulation du lait dans les canaux. Le lait reste bon, même si la mère est malade (voir encadré p. 32).

Cependant, la douleur peut être insupportable durant 24 heures, au point de ne pas permettre la mise au sein. Dans ce cas, il faut tirer son lait souvent (afin d'éviter que l'obstruction se maintienne ou s'aggrave) et le donner au bébé au biberon (s'il l'accepte) ou à la cuillère, s'il refuse la tétine. C'est aussi le moment d'utiliser votre « banque du lait » (voir « Conserver son lait », p. 25).

En attendant que le traitement fasse effet (24 à 48 heures), maintenez du froid sur vos seins (voir « Canal lactifère bouché », p. 56) et mettez-vous au lit. Un grand repos est indispensable.

nuits

Sujet important, et même douloureux pour les mères, à certaines périodes, et particulièrement au début de la vie de bébé. Durant les premiers mois (et parfois plus longtemps), on a vraiment l'impression que jamais plus on ne saura ce qu'est une longue nuit de sommeil sans réveil intempestif.

Pour vous remettre le moral d'aplomb (parce que les nuits entrecoupées ne contribuent pas à vous permettre de voir la vie en rose), dites-vous bien que tous les parents passent par cet état, ce mauvais sommeil aura une fin ! Un jour ou l'autre, votre adorable petit chéri finira par dormir toute une nuit. Ce sera peut-être long à venir, mais cela se produira…

pour préserver son sommeil

- **À la naissance, gardez votre bébé près de vous.** À la maternité, refusez qu'on l'emmène à la nursery, sous prétexte de vous permettre de vous reposer : vous ne dormirez pas mieux, car il y a de fortes chances que vous soyez inquiète de ne pas avoir votre bébé. Pour ma part, quand on m'a enlevé ma fille, je n'ai pas fermé l'œil durant quatre jours, dans l'attente de son retour. De plus, si votre enfant passe la nuit à la nursery, cela signifie qu'on lui donnera un biberon, et que vous serez probablement gênée aux heures de la tétée par la montée de lait.

- **Prenez votre enfant dans votre lit pour lui donner le sein** : il est inutile de rester debout pour la tétée. La posi-

VOS QUESTIONS

Faut-il donner de l'eau en supplément en cas de grosse chaleur ou de pièce surchauffée ?

C'est inutile. Un bébé allaité est bien hydraté, il n'a aucun besoin d'eau. Il suffit de lui proposer le sein plus souvent. D'ailleurs, rassurez-vous, il le réclamera tout seul ! En revanche, il est indispensable que vous buviez davantage ; gardez toujours une bouteille d'eau à portée de main et buvez par petites quantités tout au long de la journée, sans attendre que la sensation de soif se manifeste. Buvez en particulier au moment où vous donnez le sein : le réflexe d'éjection en sera facilité et vous ne ressentirez pas cette désagréable sensation d'être assoiffée.

tion allongée vous permet de vous reposer. Au bout de quelques jours, vous donnerez le sein sans même vous réveiller totalement. Et vous ressentirez beaucoup moins ce sentiment de fatigue et de frustration de sommeil. Ne vous inquiétez pas : non seulement vous ne « pourrirez » pas bébé, mais vous lui donnerez, au contraire, un intense sentiment de sécurité.

faut-il changer bébé la nuit ?

La nuit, après la tétée, on glisserait bien volontiers dans le sommeil… Sauf que, nouvelle maman, on se contraint souvent à changer la couche parce que… c'est comme ça qu'on nous a dit de faire dans les livres.

Erreur ! Si vous avez envie de vous rendormir et que votre petit en fait autant, ne vous forcez surtout pas à réveiller tout le monde. Votre bébé ne risque absolument rien à rester avec la même couche durant quelques heures. D'autant moins que les couches actuelles sont hyper-super-extra-absorbantes. Petit truc pour vous tranquilliser tout à fait : mettez-lui deux couches l'une sur l'autre, en appliquant une bonne dose de crème protectrice sur les fesses pour la nuit. Aucune fuite à redouter !

dormir avec son enfant

Vous faites partie de ces mamans qui choisissent de garder leur enfant près d'elles la nuit. Tout d'abord, fermez vos oreilles aux commentaires bien intentionnés qui ne manqueront pas. Vous n'avez aucun besoin de vous confier sur ce sujet. Ne dites rien, cela permet d'éviter les fameux « Tu es folle ! Dormir avec ton bébé… C'est très mauvais pour lui », suivis de « Tu vas le rendre capricieux, il doit apprendre à dormir seul, sinon c'est l'esclavage » (se lever 5 fois dans la nuit, et rester debout, le voilà le véritable esclavage !) et d'autres commentaires dénués de fondement, appuyés sur des *a priori* culturels.

Sachez que, dans toutes les civilisations de la Terre, à l'exception des civilisations occidentales d'origine chrétienne, les mamans dorment avec leur bébé. Au Japon, par exemple, pays industrialisé et hautement technologique, les enfants dorment avec maman… jusqu'à leur troisième année environ. Et depuis la nuit des temps. Pour de multiples raisons :

- On sait aujourd'hui que les bébés allaités reçoivent la plus grande partie de leur ration quotidienne en lait durant

VOS QUESTIONS

Quand mon bébé fera-t-il ses nuits ?

Tout simplement lorsqu'il en éprouvera le besoin. En vérité, cette traditionnelle interrogation devrait être formulée différemment. On devrait plutôt dire : « Quand fera-t-il les nuits de ses parents ? », car pour sa part le tout petit fait parfaitement les siennes. Elles sont différentes des nôtres, c'est tout !
Si vous optez sans complexe pour dormir avec ou près de votre enfant, vous vous apercevrez rapidement que cette question ne revêt plus une importance aussi grande pour vous que pour les parents d'enfants nourris au biberon !

la nuit. Leur estomac est petit, le lait se digère vite, donc ils réclament souvent.

- Les bébés humains, comme tous les primates, ont un besoin intense du contact avec leur mère. C'est indispensable pour leur développement et l'instauration de ce sentiment de « sécurité intérieure » fondamental pour leur psychisme. Pourquoi les couperait-on de ce contact durant la nuit ? L'enfant a évolué pendant 9 mois dans le ventre de sa maman, rien de plus étranger et donc effrayant qu'un lit (immense pour lui) dans une chambre solitaire et silencieuse. D'ailleurs, ce sentiment de sécurité, vous le ressentirez vous-même : bien des mères confient être plus tranquilles en ayant leur bébé avec elles dans le lit : elles « sentent » ses besoins au plus près, ainsi que ses variations de température, de respiration.
- Ce mode de sommeil avec bébé permet à la mère et à l'enfant un meilleur repos. En évitant le transport d'une pièce à l'autre et les mouvements intempestifs, le rendormissement est plus rapide car le sommeil n'est pas cassé.

Si vous préférez ne pas dormir en permanence avec bébé, conservez son berceau collé à votre lit (voir « Le lit "side-car" », p. 76) : vous pourrez le prendre la nuit sans avoir besoin de vous lever et pourrez l'y remettre une fois rendormi.

Faites comme vous le sentez et sachez que cette situation ne durera pas toute la vie ! Le départ vers son propre lit interviendra quand bébé sera prêt. Un nouveau-né qui a dormi dans le lit de ses parents peut très bien, arrivé à l'âge de 1 an, 2 ou 3 (le plus souvent), décider de mener sa nuit tout seul et réclamer un dodo en solitaire. L'inverse peut aussi se produire, durant une période de cauchemar, d'inquiétude ou de changement familial. Et puis il y a tous les partageurs de lit occasionnels, ceux du milieu de la nuit, du début de la nuit ou du petit matin.

Ne vous inquiétez pas, personne n'a jamais été traumatisé de dormir ainsi, au contraire. Pour de nombreux anthropologues et psychiatres, il s'agit même d'un besoin fondamental du petit enfant que d'être « collé » à un autre humain durant la nuit. Le célèbre pédopsychiatre suisse Bertrand Cramer et son épouse ont, pour leur part, accueilli leur fille dans le lit conjugal durant des années, sans aucun problème pour cette dernière !

Pour éviter tout malentendu, tout conflit, parlez-en avec le papa. Rien de plus important que d'être en harmonie parfaite sur ces questions fondamentales. Sans doute sa crainte sera-t-elle de ne pouvoir vivre tranquillement sa sexualité avec vous. Mais il existe mille manières de s'aimer… La nuit et le lit ne sont pas les seuls lieux et moments. Inventez ! (Voir « Sexualité », p. 46).

votre bébé ne risque rien s'il dort avec vous

Un bébé qui dort avec ses parents ne risque pas d'être écrasé ou étouffé. Et la question, qui pour l'instant fait scandale lorsqu'on la pose ouvertement à son pédiatre (à quelques exceptions près), n'a pas été étudiée de manière suffisante pour pouvoir conclure

LE LIT « SIDE-CAR »

Il s'agit d'un bon compromis entre le dodo dans le berceau et dans le lit de maman/papa. L'idée consiste à placer un lit à barreaux contre le lit parental, en abattant la moitié de la barrière (ou en l'enlevant), de manière à faire glisser l'enfant sans effort contre sa maman pour la tétée. Une fois celle-ci terminée, il n'y a plus qu'à replacer doucement le petit rassasié dans son lit. Et il y a de l'espace pour tout le monde !
Avec un nourrisson, on peut ainsi poser le couffin le long de son propre lit et ne pas avoir à se lever.

à une dangerosité particulière. Rappelez-vous que, dans tous les pays du monde, on pratique la nuit maman/bébé/papa (ou parfois avec les aînés), sans que le nombre d'accidents soit plus important que dans nos pays occidentaux.

Les parents se mettent en une sorte de « veille » du sommeil et dorment avec « vigilance ». Pour certaines mères, la présence du bébé est même une source de sécurité car elles peuvent réagir plus rapidement en cas de problème (apnée du sommeil).

Placez bébé dans le creux de votre bras et respectez quelques règles de sécurité élémentaires :

- Ne chauffez pas trop la pièce (on a plus chaud quand on est plusieurs dans un lit).
- La taille du matelas doit être ajustée à celle du sommier.
- Pas de lit trop haut. Posez un matelas par terre à proximité du lit, pour parer une éventuelle chute. Ou poussez-le contre le mur et posez bébé côté mur.
- Supprimez les oreillers.
- Ne dormez pas avec votre bébé si vous fumez.
- Après une soirée de fête, pas de bébé dans le lit si vous avez bu.
- Pas de bébé dans le lit si vous prenez des somnifères, et d'une manière générale, en cas d'absorption de toute substance entraînant une baisse de la vigilance.

piercings

Pendant la grossesse et durant l'allaitement, le port de piercings sur les seins est fortement déconseillé : changements de volume, démangeaisons, etc.

Bien entendu, se faire poser des piercings durant cette période ne doit pas être pratiqué, en raison des risques d'infection. Par ailleurs, au moment de l'allaitement un bijou peut être avalé par le bébé ou le blesser à la bouche. Par ailleurs, les piercings au mamelon peuvent provoquer des écoulements inattendus, ou au contraire favoriser les problèmes de canaux lactifères bouchés. Enlever les bijoux pendant toute la durée de l'allaitement semble être la meilleure solution.

Les tatouages, eux, ne présentent aucun risque pour l'enfant, à condition de ne pas se faire tatouer au moment de l'allaitement.

pleurs

Toutes les mères préféreraient avoir un bébé toujours souriant et détendu... mais ce n'est jamais le cas. Et cela vaut mieux ! En effet, les pleurs du nouveau-né ont une fonction vitale : celle de susciter une réponse à ses besoins chez les adultes qui s'occupent de lui.

Or, les besoins du bébé sont très variés : faim, froid, fatigue mais aussi besoin d'être porté, câliné, aimé. Et tous ces besoins se mêlent. Parfois, il est difficile de faire face à des pleurs qui durent, sans que les réponses de maman et de papa soient efficaces. On peut arriver à en détester son bébé (je sais de quoi je parle, j'ai moi-même eu plusieurs fois comme l'envie de le jeter à la poubelle !).

L'important, c'est d'arriver à interpréter aussi souvent que possible la signification des pleurs, à réagir correctement... et à se résigner si cela dure. Après tout, dites-vous que les pleurs cessent toujours, même si ça met du temps !

Pour vous aider, voici quelques « trucs ». Tout en sachant que tous les bébés sont différents – ce qui marche pour l'un ne marche pas pour l'autre – et que, dans une même journée, un « truc » qui marchait peut s'avérer ridiculement inefficace deux heures plus tard !

Mais il est vrai que le sein est une réponse souvent satisfaisante aux pleurs du soir. Le bébé ne « mangera » peut-être pas, aucune importance. Il se rassure et se console près de sa maman. C'est la tétée « réconfort », au moins aussi importante qu'une tétée-repas.

Tous les bébés ont des heures difficiles. Pour la plupart d'entre eux, elles se situent en fin de journée, à la tombée de la nuit. Ce sont les célébrissimes « coliques » (qui n'ont rien à voir avec une vraie colique, voir p. 60). Malgré tous les progrès accomplis dans la connaissance des bébés, on ignore toujours la raison de ces fameux pleurs vespéraux.

En règle générale, les pleurs prolongés commencent à l'âge de 2 ou 3 semaines et peuvent durer jusqu'à 2 ou 3 mois.

Deux célèbres chercheuses anglaises, Mary Ainsworth et Sylvia Bell, ont travaillé sur les pleurs des bébés. Le groupe 1 de l'étude comportait des mères qui répondaient rapidement aux bébés. Le groupe 2 de mères qui répondaient plus lentement. Les enfants du groupe 1, à l'âge d'un an, utilisaient moins les pleurs comme communication que ceux du groupe 2. Ils communiquaient par d'autres moyens (le geste, les mimiques etc.).

que faire ?

- Première règle : prendre son bébé, ne pas le laisser pleurer. Cela ne sert à rien, sinon à lui « apprendre le désespoir », selon la formule du psychiatre Boris Cyrulnik.

- Vérifier que rien ne le blesse ou que ses dernières selles ne l'irritent pas.

- Remettez-le au sein : le sein n'est pas seulement source de nourriture, mais aussi de consolation, d'affection, de réconfort, de réassurance. Votre bébé sent votre présence, votre odeur, votre chaleur. Vous êtes le centre du monde pour lui. Il peut pleurer s'il ne vous voit ou ne vous sent plus. Rassuré, il s'endormira tranquillement.

- Essayez la position du « paquet » : placez l'enfant à cheval sur votre avant-bras et tourné vers le sol. Le ventre du bébé repose alors sur votre bras. Soutenu ainsi, votre bébé peut être soulagé s'il souffre de petites crampes intestinales.

- Essayez le traditionnel « emmaillotage » dans une couverture. Cette pratique rassure certains bébés, autant qu'elle les maintient au chaud (les bébés détestent autant avoir trop froid que trop chaud).

- Marchez avec lui.

- Essayez le « tapotage » des fesses, une méthode chinoise pour endormir les bébés !

- Mettez-vous dans un fauteuil à bascule et balancez-vous avec lui (avec un peu de chance, vous vous endormirez tous les deux).

- Installez-le devant un aquarium (ce qui en requiert l'acquisition !). Nombre de bébés sont calmés par le mouvement des poissons.

- Passez l'aspirateur : beaucoup de tout petits sont rassurés par son vrombissement. À pratiquer avec bébé bien calé dans le porte-bébé, en évitant les séances nocturnes…

- Mettez-le dans un porte-bébé et vaquez à vos occupations. Rappelez-vous : bercés par les mouvements de leur maman, les bébés africains emmaillotés dans le boubou de leur mère pleurent très peu !

- De façon générale, évitez les ambiances excitantes, le bruit, la lumière, les endroits trop fréquentés… bref, tout ce qui peut énerver votre enfant. Durant quelque temps, refusez les invitations tardives, évitez si possible de l'emmener faire les courses avec vous…

refus de téter

Il arrive que certains bébés refusent de téter, qu'ils rejettent le sein ou tout contact humain. Une fois que toute cause d'ordre médical est éliminée. Vous allaiterez votre bébé, avec un peu plus de difficultés au début, mais si vous désirez le faire, ce sera possible. **Il vous faudra « apprivoiser » votre enfant.**

comment réagir ?

- Munissez-vous d'une téterelle (voir p. 49), que vous poserez sur votre mamelon. En retrouvant le goût du « plastique » qui lui plaît tant, bébé acceptera peut-être de téter. Laissez-le faire, et conservez la téterelle pendant quelques jours, le temps qu'il reprenne plaisir à être dans vos bras, à retrouver votre odeur. Puis, progressivement, un peu plus chaque jour, vous couperez un petit morceau du bout de la téterelle. Jusqu'au moment où la bouche de votre bébé sera en contact avec votre sein. À ce moment, vous pourrez retirer la téterelle. Le contact sera rétabli.

- Tirez votre lait (voir « Tirer son lait », p. 49), donnez-le-lui avec une cuillère ou à la tasse. Faites-lui téter votre doigt trempé dans votre lait, afin qu'il s'habitue peu à peu au contact de la peau. Puis, tout doucement, posez-le sur vous, le nez sur le sein. Caressez-lui la joue avec votre mamelon. S'il réagit avec calme, continuez en lui proposant le sein. S'il se contente de lécher, vous êtes sur la bonne voie. Si, au contraire, il refuse, se cambre, éloignez-le et redonnez-lui du lait au compte-gouttes. Vous recommencerez plus tard.

- S'il ne veut pas être pris dans les bras, mettez-le dans son Relax pour le nourrir. Tentez, en vous plaçant à côté de lui, de lui proposer le sein. S'il refuse, repassez à l'étape précédente.

- Vous pouvez aussi essayer de donner le sein en marchant, votre bout de chou installé dans le porte-bébé... C'est efficace, je l'ai expérimenté !

Le plus souvent, le refus de téter est passager. Non, vous n'êtes pas une mauvaise mère ou une mère incompétente (on a toujours tendance à se sentir coupable de ce qui ne va pas avec son enfant) : il existe quantité de facteurs qui peuvent provoquer un refus de prendre le sein. Avec de la patience et de la confiance (en vous et en votre bébé), vous retrouverez vite tous les deux le plaisir de la tétée. Et puis, si vraiment rien ne marche, il ne sera pas le premier bébé (ni le dernier) à être nourri au biberon et à s'en porter bien !

régurgitations

Il s'agit d'un phénomène banal et fréquent. Parfois les régurgitations sont

LES CAUSES D'UN REFUS DE TÉTER

Tout d'abord, ne vous sentez pas rejetée par votre enfant. Il ne refuse pas sa maman, mais il a une difficulté avec la tétée.

- Peut-être a-t-il tout simplement du mal parce que vos seins, engorgés en début de tétée, sont trop difficiles à prendre pour sa petite bouche ? Essayez de tirer un peu de lait juste avant la tétée, afin de rendre le mamelon plus souple, ou de pratiquer un massage manuel afin d'assouplir le mamelon.
- Si on lui a déjà donné une tétine ou un biberon, peut-être fait-il une confusion entre sein et tétine artificielle ? On sait que, pour certains bébés, téter un biberon est bien plus facile que téter un sein. Avant toute chose, supprimez biberon et tétine, puis appliquez les conseils ci-contre et ci-dessus (« Comment réagir ? »).
- Il se peut aussi que la jeune maman n'identifie pas bien, notamment les premiers jours, les signes de demande de téter, surtout s'il s'agit d'un bébé qui ne pleure pas beaucoup... Dans tous les cas, la patience est la plus efficace des méthodes. Ne vous découragez pas et mettez bébé au sein le plus souvent possible, doucement, en le laissant en contact peau à peau, en le laissant prendre le sein tout seul. Et en cas de refus, tirez votre lait et donnez-lui à la cuillère ou à la seringue... tout en poursuivant la mise au sein. Tout devrait rentrer progressivement dans l'ordre, en quelques jours.

impressionnantes et les mères ont l'impression que leur bébé ne va pas bien. En fait, ces renvois sont dus à plusieurs facteurs :

- Le système digestif est encore immature. Ça ira mieux dès que le petit « crachouilleur » atteindra 3 ou 4 mois.
- Le réflexe d'éjection chez la maman est particulièrement fort : dans ce cas, le bébé vomit tout simplement le « trop-plein ».
- Le bébé a trop mangé : il recrache ce qu'il ne peut digérer. N'oubliez pas que son estomac est tout petit !

Aucune raison de s'inquiéter : **chez les tout jeunes enfants, les vomissements n'ont pas le même caractère que chez les adultes**. D'ailleurs, ils ne paraissent pas souffrir – et c'est d'ailleurs la vérité. L'immaturité des muscles stomacaux entraîne des va-et-vient sans conséquences. Un médecin de la Leche League souligne avec humour que chez le bébé bien portant les régurgitations « sont un problème de lessive, pas un problème de santé ».

Si votre enfant mouille au moins quatre ou cinq couches par jour, avec une ou deux selles, tout va bien. De même, s'il grossit régulièrement, ne vous inquiétez pas : il mange suffisamment et les vomissements ne sont qu'un « trop » qui est éliminé.

ATTENTION !

- Si votre bébé vomit à grands jets, tous les jours (un vomissement isolé de ce type n'a pas de signification), une ou plusieurs fois en 24 heures, consultez vite votre pédiatre. Votre petit bout peut être atteint d'une sténose du pylore, c'est-à-dire d'un rétrécissement des parois reliant l'estomac à l'intestin. Ce genre de problèmes se manifeste en général à l'âge de 2 à 8 semaines et se résout facilement par une petite intervention chirurgicale.
- Par ailleurs, si un vomissement en jets a lieu brutalement et se reproduit plusieurs fois dans la journée, pensez à une gastro-entérite. Consultez tout de suite : les petits enfants sont vite exposés à la déshydratation.

réduire les régurgitations

- Mettez le bébé au sein plus souvent, afin de fractionner les repas et de réduire la quantité de lait avalée à chaque tétée.
- Au moment où se produit le réflexe d'éjection, ôtez-lui le sein de la bouche (en appuyant doucement sur son menton), attendez que le lait cesse de jaillir, puis redonnez-lui à téter.
- Après la tétée, gardez votre enfant à la verticale contre vous, et évitez de le manipuler pendant 5 à 10 minutes.
- Pour des enfants qui régurgitent beaucoup, on vous conseillera peut-être des compléments épaississants (à donner au biberon). Cela présente des inconvénients quand on allaite : vous risquez de troubler l'équilibre acquis entre vous et votre enfant – c'est-à-dire l'ajustement entre votre lactation et ses besoins – et d'avoir moins de lait. Discutez-en avec le pédiatre.

La règle d'or : prenez patience ! Avec les bébés, les situations évoluent rapidement. En quelques semaines, voire en quelques jours, les régurgitations ne seront plus qu'un mauvais souvenir. Et vous pourrez vous offrir le pull de vos rêves, sans crainte de le voir décoré d'une magnifique étoile blanche sur l'épaule.

De toute façon, quand on a un nouveau-né, il est difficile d'être un modèle d'élégance...

relactation

qu'est-ce que c'est ?

Dans différentes circonstances, il peut arriver que la lactation diminue ou s'interrompe : fatigue, maladie, intervention chirurgicale, traitements chimiques, etc.

Il se peut aussi qu'une mère ayant décidé de ne pas allaiter décide, plusieurs jours ou plusieurs semaines après la naissance, de nourrir son bébé (allergie grave aux protéines de lait de vache, par exemple).

Il est possible (mais pas toujours facile) de relancer la lactation de la maman.

la production de lait a diminué ou tend à diminuer

Il faut analyser les raisons qui ont entraîné cette diminution : fatigue, éloignement de la mère et du bébé, tout cela à la fois...

- Pour relancer la « machine », première étape : du repos. La baisse de production du lait est souvent due à une grande fatigue. Si vous avez repris le travail, au besoin faites-vous aider par votre médecin en lui demandant un arrêt de quelques jours et mettez ce temps à profit pour dormir, vous allonger... bref, vous reposer.
- Mettez votre bébé au sein exclusivement et le plus souvent possible. Laissez votre enfant au sein le plus longtemps possible (environ 20 à 30 minutes), sans avoir pour autant l'œil fixé sur le chronomètre.
- Gardez votre bébé durant la nuit avec vous.
- Faites des repas complets et nourrissants, buvez au moins 2 litres de liquide par jour (eau, tisanes, jus de fruits – en quantité modérée).

En 2 à 3 jours (voire un peu plus), la quantité de votre lait devrait avoir augmenté sensiblement.

vous n'avez plus de lait

Le processus demandera davantage de patience... et il n'est pas assuré que cela marche. Mais essayez quand même, cela en vaut la peine.

Sachez néanmoins que plus le bébé est jeune, moins il a « appris » à prendre le biberon et plus les chances sont de votre côté.

- Toujours un maximum de repos.
- Une bonne alimentation.
- Demandez à votre médecin de vous prescrire un médicament qui favorise

VOS QUESTIONS

Et la bière, ça marche ?

Vous avez toujours entendu dire que la consommation de bière favorisait la montée de lait ? Cest faux ! Elle n'est pas plus efficace qu'un autre liquide (ni moins) et ne dispose d'aucune propriété particulière. Vous pouvez en boire si vous le désirez… à condition qu'elle soit sans alcool !

la lactation (au besoin, appelez une association d'aide à l'allaitement pour vous aider à trouver un praticien qui s'y connaisse en allaitement).

- Mettez votre bébé au sein pour toutes les tétées, même si vous êtes obligée de compléter.
- Gardez-le avec vous durant la nuit.
- Utilisez un tire-lait entre chaque tétée pour stimuler davantage la lactation. Vous pouvez choisir un modèle qui permet de tirer le lait des deux seins en même temps, plus efficace et plus rapide.
- Ne vous découragez pas : même si vous n'avez pas une lactation suffisante pour nourrir exclusivement votre bébé, ce qu'il prendra lui sera de toute façon extrêmement bénéfique.
- Durant toute cette période, soyez en contact avec une association d'aide à l'allaitement. Vous pourrez demander conseils, aide et soutien.

BÉBÉ GRANDIT...

- VOUS REPRENEZ LE TRAVAIL
- SEVRER VOTRE BÉBÉ
- DIVERSIFIER SON ALIMENTATION
- L'ALLAITEMENT PROLONGÉ

Vous reprenez votre travail, vous choisissez de (ou vous devez) sevrer votre bébé, vous commencez à lui proposer de nouveaux aliments (pas avant six mois) : ces changements majeurs dans les premiers mois de la vie du tout-petit seront d'autant mieux vécus qu'ils auront été préparés et engagés le plus sereinement possible. Certaines mères choisissent l'allaitement prolongé, une situation pas toujours facile à tenir face à la désaprobation ambiante.

---

vous reprenez le travail

Dans ce chapitre, nous envisagerons la possibilité d'allaiter et de travailler. Les mamans qui souhaitent arrêter peuvent se reporter à « Sevrer votre bébé », p. 86.

Autant le dire d'emblée : ce ne sera pas facile… mais c'est possible. Ce sont surtout les premières semaines (souvent la première quinzaine) qui risquent d'être un peu « rock n'roll » : votre petit bouchon n'a pas l'habitude de se passer de vous, il doit s'habituer à la crèche ou à sa nounou, et en plus il n'a plus le sein de maman !

Quant à vous, il faut reprendre le rythme du travail, réintégrer le monde des « grands », vous passer de votre bébé et vous organiser différemment – sans parler de la fatigue supplémentaire.

Essayez, si vous pouvez, de prolonger votre congé : pourquoi ne pas envisager un congé parental d'éducation ? Au besoin, faites-vous arrêter 1 mois supplémentaire par votre médecin : beaucoup acceptent de le faire. Sachez, cependant, que vous ne serez indemnisée qu'au titre d'un arrêt-maladie. Pourquoi pas (si c'est possible financièrement) un congé sans solde de 1 mois ? Ou bien encore voyez si vous pouvez prendre des reliquats de congé… Tout ce qui peut permettre de gagner 1 mois ou 2 est bénéfique ! Si vous reprenez une activité après les 6 premiers mois d'allaitement, votre enfant pourra dans la journée passer à la diversification alimentaire, commencer à manger à la cuillère et à boire à la tasse.

l'allaitement complet

La règle d'or, c'est de continuer à stimuler la lactation.

- Sur votre lieu de travail : tirez votre lait toutes les 3-4 heures, c'est contraignant au début mais on s'y fait rapidement. Pour cela, trouvez un lieu où vous pouvez vous isoler et vous mettre au calme : l'infirmerie, un bureau ou un local vide. Vous avez de toute façon droit à 1 heure pour allaiter votre enfant (voir ci-contre).

Conservez alors votre lait au frais dans un réfrigérateur si possible, ou dans une bouteille Thermos stérile ou une petite glacière. Vous pourrez le congeler en rentrant à la maison.

- Vous pouvez aussi opter pour le simple massage manuel (dans les toilettes), pour vous soulager jusqu'à la tétée suivante.

- Pendant les week-ends et les vacances, vous pouvez reprendre l'allaitement à temps plein. Cela restimulera votre lactation.

- Rassurez-vous, ce rythme effréné ne durera pas, votre enfant aura bientôt une alimentation diversifiée (à partir de 6 mois) et ses demandes en lait vont donc diminuer.

lactation à la demande

Plutôt que de constituer une « banque de lait », vous pouvez essayer la technique dite « de l'allaitement en présence de l'enfant ». Vous allaitez uniquement lorsque vous êtes avec votre enfant : pas besoin de tirer votre lait. À la crèche ou chez la nounou, votre enfant sera nourri au lait industriel ou, s'il est assez grand, à la cuillère. En revanche, votre bébé ne reçoit rien d'autre que votre lait lorsqu'il est avec vous. C'est essentiel pour entretenir la lactation.

- Les premiers jours demandent un « ajustement ». Vous pouvez vous sentir gênée, engorgée, dans la journée. Si la sensation est déplaisante, tirez un peu de votre lait sur votre lieu de travail : faites-vous un simple massage manuel dans les toilettes pour vider le trop-plein ou, au besoin (surtout durant les premiers jours), rendez-vous à l'infirmerie pour tirer un peu de lait (avec un petit tire-lait manuel). Puis espacez ces moments.

- Peu à peu, votre lactation se « calera » sur ce nouveau rythme et s'adaptera à la demande de votre enfant.

VOS QUESTIONS

J'ai demandé à mon employeur de partir une heure plus tôt le soir afin de pouvoir donner plus vite le sein à mon enfant. Il ne veut pas en entendre parler !

Pourtant, la législation du travail prévoit pour les mamans qui allaitent une heure par jour de disponibilité pour nourrir leur enfant (art L 224-2 du Code du travail). Certaines conventions collectives sont même plus généreuses. Vous pouvez vous procurer ce texte auprès du service du personnel ou en vous adressant au Journal officiel. Dans tous les cas, n'importe quel syndicat pourra vous fournir la référence des textes. Faites-en part à votre employeur. S'il vous est trop difficile de faire la démarche seule, demander à un représentant syndical de vous épauler. Vous pouvez aussi vous adresser à l'Inspection du travail dont vous dépendez.
Profitez de cette heure pour recueillir votre lait ou vous rendre auprès de votre enfant si vous travaillez à proximité du lieu où il est gardé. Ou encore, partez une heure plus tôt le soir, pour la précieuse tétée de retrouvailles.

dans les deux cas

- Reposez-vous autant que vous le pouvez. Donnez le sein allongée, au lit. Faites-vous chouchouter (si possible). Dormez un maximum et oubliez les sorties nocturnes pour un temps…

- Au fur et à mesure de sa croissance, votre enfant passera à un autre type d'alimentation. Vous pourrez alors conserver longtemps les tétées « câlins », « petit déjeuner », « goûter », etc. (voir « Allaitement prolongé », p. 93).

sevrer votre bébé

Quelles que soient les raisons qui vous poussent à sevrer votre enfant, elles sont les vôtres. Ne laissez donc personne émettre un jugement. En revanche, ne vous laissez pas non plus pousser à sevrer si vous n'en avez pas vraiment envie : en France, nombreuses sont les personnes « bien intentionnées » qui désirent vous voir cesser une relation qui les gêne.

On connaît des pédiatres qui pousseraient volontiers au sevrage aux alentours de 4 mois ! Je me rappelle encore ce pédiatre qui, me voyant allaiter ma fille de 6 mois après un vaccin, m'avait fait la réflexion suivante : « Madame, nous ne sommes pas en Afrique ! » Révélateur d'une vision pour le moins tendancieuse… Alors, si vous n'avez pas besoin ni envie de sevrer, ne le faites pas ! Vous êtes seule juge en la matière. Et franchement, en matière d'allaitement, ce sont les premiers moments qui sont les plus difficiles… Une fois que l'allaitement est bien sur ses rails, ça roule tout seul !

N'empêche qu'il y a des circonstances (professionnelles ou simplement le ras-le-bol…) où on veut sevrer. Voici quelques ficelles pour entreprendre un sevrage harmonieux et en douceur. Chaque enfant étant différent, à vous de trouver la ou les formules qui vous conviennent.

- Si vous le pouvez, **commencez le sevrage au moins 1 mois avant la date à laquelle vous avez besoin que votre enfant ait abandonné le sein**. Cela évitera un stress pénible pour vous deux. Votre confort à vous, maman, est essentiel.

- Tout d'abord, **ne refusez pas lorsque votre enfant demande, mais ne suscitez pas non plus la tétée.**

- Remplacez d'abord une tétée (celle du goûter, par exemple) par un biberon. Progressivement, augmentez le nombre de biberons et diminuez les tétées, au rythme qui vous convient et en fonction du temps dont vous disposez pour étaler le sevrage. Votre production lactée diminuera parallèlement à la baisse de la demande de l'enfant.

- Faites entrer le papa dans la danse : c'est le moment ! À lui de donner les biberons. Comme il ne sent pas le lait de maman, ça passera mieux ! Demandez à tout votre entourage de s'y mettre : grand-mères (généralement très fortes pour ce genre d'exercice), grands-pères, oncles, tantes, parrain, marraine. Il y a fort à parier que vous ne manquerez pas de candidats, au moins durant les week-ends.

Certains enfants refusent obstinément le biberon. On peut comprendre qu'il n'est pas agréable de se retrouver avec un substitut de sein dans la bouche, quand on a eu le vrai, doux et chaud !

anticipez !

- De temps en temps, au cours de l'allaitement (et lorsque l'allaitement est bien installé, soit 1 mois après la naissance), habituez votre enfant à prendre un biberon. Pour l'inciter à l'accepter, trempez la tétine dans votre lait. Attention ! ne revenez pas au biberon plusieurs fois dans la journée : vous risqueriez d'installer une confusion entre biberon et sein, aux dépens de l'allaitement. Une fois par jour suffira. Si votre enfant refuse, il existe d'autres moyens de le nourrir avec votre lait (cuillère, pipette).

- Demandez à une autre personne (votre compagnon, votre sœur, votre mère) de donner le biberon. Si bébé n'associe pas votre odeur avec le biberon, il acceptera sans doute mieux la tétine.

- Un mois avant la reprise, commencez à constituer votre « banque de lait » (voir « Conserver son lait », p. 26).

- Un mois également avant la date fatidique, prenez l'habitude de vous séparer de votre bébé pour quelques heures, voire une demi-journée, par-ci, par-là. Peu importe à qui vous le laissez (grand-mère, sœur, copine, nounou), l'important étant d'avoir confiance pour pouvoir vous détendre. Utilisez votre « banque de lait ». Maintenant, vous connaissez les rythmes de bébé… Prévoyez un nombre de biberons un peu plus important que nécessaire.

À SAVOIR

Les fabricants n'ont plus l'autorisation d'employer le terme « lait maternisé », qui pouvait entraîner une confusion dans l'esprit des mamans, mettant les deux types de laits, maternel et industriel, sur le même plan. Or, on sait bien qu'il n'en est rien ! Le lait maternel est de qualité bien supérieure au lait industriel. Ce dernier n'est rien d'autre que du lait de vache traité et augmenté en divers éléments, qui ne seront jamais aussi bien assimilables que les nutriments du lait maternel…

il a moins de six mois

- **Tout d'abord, essayez simplement de tremper la tétine dans votre lait :** certes, il s'agit d'un leurre, mais quand le bébé est affamé, il peut engloutir son biberon sans même s'en apercevoir… Si cela ne marche pas, tout en continuant à proposer la tétine à intervalles réguliers, suivez d'autres méthodes pour nourrir l'enfant (voir ci-dessous). D'abord pour une tétée dans la journée, puis deux, etc.

- **Utilisez une tasse à bec.** Asseyez le bébé sur vos genoux. Inclinez doucement la tasse, afin que le bec repose sur sa lèvre inférieure. Faites couler goutte par goutte, pour prévenir tout risque de mauvaise « route » (étranglement). Faites des pauses fréquentes.

- **Essayez la cuillère** (il existe des cuillères adaptées aux bébés, dont la forme est à mi-chemin entre la vraie cuillère et le compte-gouttes ; vous pouvez vous en procurer en pharmacie). Asseyez bébé sur vos genoux, prenez-le de manière à lui bloquer gentiment les bras, puis approchez la cuillère de sa bouche. Faites couler le lait tout doucement, dans le coin de sa joue, afin qu'une trop grande quantité de liquide n'arrive pas directement dans sa bouche. Recommencez jusqu'à épuisement de la quantité à boire (ou à peu près). Contraignant, mais « dépannant ».

- **Essayez le compte-gouttes**. Pompez le lait dans une tasse à l'aide d'un compte-gouttes en plastique en vente en pharmacie (jamais de verre). Mettez l'embout dans la bouche de l'enfant, en appuyant avec légèrement.

Et rassurez-vous, en quelques jours, au pire une quinzaine, vous devriez franchir le cap.

LE CHOIX DE LA TÉTINE

- Pour faciliter le sevrage, choisissez-la la plus proche possible de la forme du mamelon.
- De forme physiologique, avec un embout long pour une bonne emprise arrière du palais (et non une tétée en « avant ») et souple.
- Silicone ou caoutchouc, peu importe. Votre bébé vous fera connaître très vite sa préférence.
- Le trou doit être petit, afin que la tétée demande un effort (et fasse marcher les muscles des mâchoires et des joues). Un bon test : retournez le biberon sur votre main : le lait ne doit pas couler tout seul.

il a plus de six mois

Certains enfants de plus de 6 mois peuvent refuser le biberon dans un premier temps. Leur alimentation commençant à se diversifier, nul besoin de s'angoisser. Les trois quarts de leur apport nutritionnel se feront sous forme solide, à la cuillère.

- Pour le lait du matin, demandez au père de prendre l'enfant en charge et de lui proposer un biberon, de lait aromatisé par exemple (vanille, céréales…), ou toute autre chose qui pourrait l'amuser (céréales pour bébé, bouillie, petits morceaux de fruits, etc.). Pendant ce temps, glissez-vous sous la douche et habillez-vous ; ainsi vous coupez aux réflexes acquis qui associent odeur de maman en pyjama avec tétée du matin.

- S'il refuse le biberon, même avec papa, il peut prendre son lait à la tasse ou à la cuillère (voir plus haut). Ne tétant plus du tout ou très peu, il y a fort à parier qu'il trouvera un substitut au sein : pouce, doudou, sucette… Ne vous alarmez pas et ne l'en empêchez pas, c'est un besoin fondamental des petits.

pour maman aussi, le sevrage, c'est dur !

Pas forcément facile, psychologiquement, de ne plus donner le sein. C'est si délicieux, cette intimité unique avec son bébé… Si vraiment cela vous est trop difficile, cela le deviendra aussi pour votre bébé. Pourquoi vous forcer à faire quelque chose dont vous n'avez pas envie ? Écoutez-vous et suivez votre petite voix intérieure, c'est la meilleure

POUR PRÉPARER LE BIBERON

- Préférez le chauffage du biberon au bain-marie ou au chauffe-biberon plutôt qu'au micro-ondes. En effet, le biberon peut rester tiède, voire froid à l'extérieur alors que le lait est brûlant à l'intérieur. Votre bébé peut être brûlé gravement.
- Par ailleurs, ce mode de réchauffage altère sérieusement les protéines du lait et transforme les acides aminés. Non seulement les qualités nutritionnelles du lait sont altérées, mais nul ne sait encore si cela n'entraîne pas des conséquences toxiques.
- Le mieux, finalement, reste de donner le biberon à température ambiante.
- Enfin, n'oubliez pas que le lait industriel n'est rien d'autre que du lait... de vache amélioré et transformé. Si vous percevez le moindre signe d'allergie chez votre enfant (rougeurs, eczéma, vomissements...), consultez sans attendre.

manière de trouver l'harmonie. Vous pouvez tout à fait trouver un compromis en conservant la tétée du matin et celle du soir, plus les petits câlins par-ci par-là... C'est aussi dans ces moments de transition qu'on peut avoir besoin de parler à d'autres mères. Les associations sont là pour cela. Vous y trouverez toujours écoute attentive et soutien amical, le temps de franchir le cap (voir « Annexes » p. 107).

Avec le sevrage, le corps et le métabolisme changent aussi. Vous allez être de nouveau réglée. Certaines mamans auront tendance à prendre du poids, d'autres, au contraire, en perdront. Et vos seins retrouveront la taille qu'ils avaient avant la grossesse. Ne vous inquiétez pas s'ils paraissent « raplapla ». Ce sont les modifications hormonales qui sont en cause. Au bout de deux ou trois cycles, ils reprendront leur tonus et leur fermeté.

diversifier son alimentation

Pour un bébé allaité, contrairement aux idées reçues, il est facile de passer aux aliments solides : le lait de sa maman lui offre une palette de goûts si diverse qu'il n'aura aucune difficulté à accepter de nouvelles saveurs. Bien au contraire : les enfants allaités sont des gustatifs très curieux ! Ma fille, à 1 an, aimait les saveurs fortes : camembert, curry (doux), poissons fumés...

quand ?

Observez votre bébé lorsqu'il atteint ses 6 mois (cela peut se produire avant ou après). Son comportement va vous indiquer qu'il est temps d'introduire des aliments solides : augmentation de la demande des tétées, pendant plusieurs jours de suite, arrivée de la station assise, développement de la préhension (bébé attrape et commence à porter « sérieusement » à sa bouche), arrivée des premières petites dents.

Si plusieurs de ces signes – et uniquement plusieurs – sont réunis, lancez-vous !

En respectant le rythme de croissance de votre enfant, vous lui apportez plusieurs facteurs favorables : la diminution notable du risque d'allergies, tant alimentaires que respiratoires ou dermatologiques… En effet, la paroi intestinale du bébé de 6 mois est suffisamment mature pour le protéger contre le passage d'antigènes dans son organisme : il produit maintenant des anticorps IgA. Il est donc capable de digérer les aliments solides.

Enfin, en maintenant l'allaitement couplé avec les aliments solides, vous l'aidez à poursuivre une meilleure digestion et une meilleure assimilation des aliments.

Et ne donnez qu'un seul aliment nouveau à la fois. Il est difficile de s'habituer à des saveurs et des textures inconnues.

que lui donner ?

Débutez avec des saveurs et des textures douces. Et commencez par donner une tétée à votre bébé avant d'attaquer le solide. Vous serez sûre qu'il aura reçu la quantité de lait dont il a besoin… et vous serez plus tolérante à l'égard des refus éventuels de nourriture.

les fruits et légumes

Compote de pommes ou de poires (ou de fruits mélangés), banane bien mûre écrasée, pomme de terre écrasée, purée pomme de terre/carotte, pomme de terre/courgette, patate douce (grand succès chez les bébés !), avocat cru, framboises (qui ne sont pas allergènes, contrairement aux fraises, qu'il vaut mieux éviter pour l'instant).

la viande

Mieux vaut commencer par des viandes maigres moulinées ou hachées finement : bœuf, veau, poulet. Peu à peu, si tout se

VOS QUESTIONS

Peut-on donner des aliments surgelés ?

Parfait pour le poisson, les légumes et les fruits (hors saison ou lorsqu'on est pressé). Les légumes congelés juste après la cueillette sont d'ailleurs plus intéressants qu'une carotte délestée de la moitié de ses vitamines par un séjour prolongé dans le réfrigérateur.

Et des petits pots ?

Bien sûr ! N'écoutez pas les puristes qui tenteraient de vous en dissuader : il existe aujourd'hui des aliments bio en petits pots, parfaits pour les bébés. Il vaut même mieux, parfois, donner un petit pot bien stérile que de risquer un problème avec un aliment peu frais (en cas de grosse chaleur, par exemple). Quelques précautions s'imposent cependant :

- Dès qu'ils sont ouverts, utilisez-les dans la journée, ou jetez-les.
- Regardez soigneusement la composition afin d'éliminer tous ceux qui contiennent sucre ajouté, protéines de lait ou autres aliments allergènes.
- Choisissez de préférence les petits pots « bio », dont les composants n'ont pas été inondés de pesticides ou d'engrais.
- Le week-end, quand vous avez davantage de temps, privilégiez les aliments frais, tant pour l'apport nutritif que pour la texture et la saveur !

passe bien, introduisez des viandes un peu plus riches en lipides comme l'agneau.

le poisson

Tous les poissons blancs (cabillaud, sole, roussette, etc.) dont on aura soigneusement ôté les arêtes. Le poisson se mange très bien en tout petits morceaux. Il donne l'occasion à bébé de tester ses nouvelles petites dents.

le pain

Choisissez de préférence du pain complet. Donnez un croûton à grignoter : excellent exercice de coordination ; les enfants adorent ! De temps en temps, un petit bout de brioche rassise ou un croûton de baguette…

les produits laitiers

Introduisez-les le plus tard possible : votre bébé a votre lait, il n'a aucun besoin d'un apport complémentaire. De plus, le lait de vache, introduit trop tôt, est un sérieux allergène. Lui proposer des morceaux de fromage ou des yaourts nature vers 8-10 mois semble suffisant. C'est au même moment que vous pourrez ajouter un peu de beurre ou de crème dans les purées.

que faut-il éviter ?

les œufs

Pas la peine de se précipiter : attendez que votre enfant ait 1 an avant d'essayer le jaune d'œuf dur écrasé. Oubliez le blanc, allergène, jusqu'à 18 mois, environ.

les agrumes

Eh oui ! Les bébés allaités n'ont aucun besoin d'apport supplémentaire de vitamine C, via le célèbre jus d'orange. Les agrumes sont en effet, eux aussi, allergènes. Attendez de souffler la première bougie du petit chou pour lui offrir son premier verre.

les fraises

Ouh, là, là ! Hautement allergènes, ces délicieux fruits rouges. Réservez-les au deuxième anniversaire.

le lait de vache

Déjà évoqué plus haut. Attendez ses 2 ans pour lui proposer un bon verre de lait entier… Et s'il refuse (beaucoup d'enfants allaités n'aiment pas le goût du lait de vache), ne vous affolez pas : avec une alimentation bien équilibrée et pour peu qu'il continue à téter, il n'y a aucune inquiétude à avoir ! Il recevra sa dose de calcium et de matières grasses en mangeant du fromage, des yaourts… Vous pouvez aussi essayer de lui donner du lait de chèvre.

les aliments frits

Trop caloriques, trop riches en matières grasses sans intérêt nutritionnel, véritable fabrique à obèses ! Ce qui n'empêche d'en offrir une fois de temps en temps, à partir de 1 an, pour le plaisir (des frites, du poisson pané…).

le miel

Certains miels peuvent provoquer des allergies (lavande, sapin…). Par ailleurs, ils contiennent parfois une trop grande quantité de polluants.

mais aussi…

…le blé, le maïs, le porc, les arachides, les tomates, le chou, les noix, le chocolat.

Attendez que votre bébé ait au moins 2 ans et qu'il n'ait montré aucun signe d'allergie alimentaire, avant de lui proposer l'un de ces aliments hautement allergènes.

et encore…

…tous les petits aliments qui peuvent provoquer des étouffements : cacahuètes, noix entières, raisins, grains de blé soufflés, céréales en petits morceaux, fruits secs, carotte crue, petits gâteaux d'apéritif, etc. Ne laissez jamais ces aliments à portée de main des enfants. Les cacahuètes, les noisettes, etc. ne se donnent pas avant l'âge de 4 ans, c'est-à-dire au moment où ils sont suffisamment grands pour pouvoir mâcher sans risquer d'avaler tout rond.

quelle boisson donner ?

De l'eau, c'est tout ! Faites boire à la tasse (spéciale bébé, avec un bec), afin d'éviter toute confusion. Pas de jus de fruits (ou alors occasionnellement). Des liquides supplémentaires prendraient la place du lait maternel dans l'alimentation et provoqueraient un déséquilibre.

bébé est-il prêt ?

Il existe des signes qui indiquent que votre enfant est suffisamment mature pour manger comme « un grand » :

- Il s'assoit.
- Il ne repousse plus automatiquement les aliments solides du bout de la langue.
- Il a des dents et, surtout, il peut mâcher.
- Il porte les aliments et les objets à sa bouche.
- Il augmente le nombre de tétées.

Tous ces signes arrivent généralement vers l'âge de 6 mois.

réussir la diversification alimentaire

Commencez par les saveurs douces, finement mixées, sans morceaux. Essayez une toute petite quantité au bout de la cuillère. Si l'enfant refuse la cuillère, essayez au bout du doigt. En cas de nouveau refus, n'insistez pas. Vous recommencerez le lendemain, avec une autre saveur.

Lorsqu'une saveur est bien acceptée, passez à une autre saveur le lendemain. Progressivement augmentez la quantité de solides donnés dans une même journée.

Démarrez, par exemple, par le goûter : donnez une petite compote en complément de la tétée. Quelques jours plus tard, essayez le goûter puis le dessert d'un repas, etc. Puis le repas de midi complété d'une tétée.

Et conservez les tétées. Progressivement, leur nombre diminuera (cela dépend des enfants). Si le vôtre ne semble pas réduire ses tétées et les combiner avec les repas solides, laissez-le faire. En fait, il ajuste la quantité absorbée à chaque tétée. Il ne veut pas se priver du plaisir de téter, ni de la sécurité que cela lui procure face à la grande nouveauté de l'alimentation solide !

Et ne croyez pas que les aliments solides aideront votre enfant à dormir toute la nuit sans réveil… Deux études ont montré qu'il n'y avait aucune différence de sommeil entre les enfants ayant reçu des aliments solides et ceux qui avaient été nourris au sein.

l'allaitement prolongé

Par « allaitement prolongé », on entend un allaitement qui se prolonge au-delà des 6 mois du bébé, jusqu'à 2 ou 3 ans (parfois davantage).

« Tu n'as pas peur qu'il ne puisse pas se détacher de toi ? » Voilà la question récurrente qu'entendent les mères lorsqu'elles allaitent un bambin qui marche. Sûr de l'amour qu'on lui porte, il peut au contraire se lancer à la découverte du monde et des autres. Les mères qui ont nourri longtemps leur enfant peuvent témoigner : elles ont des enfants solides psychologiquement, curieux, indépendants, qui « osent »…

un sujet encore tabou

Dans notre pays, il est d'usage d'accepter que l'allaitement dure jusqu'au 3e ou 4e mois de l'enfant… mais pas au-delà. Cette période tacitement accordée aux mères et à leurs enfants correspond en réalité à la durée du congé de maternité (à peu près) et la fin de l'allaitement coïncide donc avec la reprise du travail.

Cette idée est si bien intégrée dans les mentalités que personne ou presque ne se pose la question d'un allaitement qui pourrait durer bien au-delà des 6 mois recommandés par l'OMS et l'ANAES.

Plus encore, les femmes qui décident de prolonger l'allaitement sont considérées comme des curiosités, des attardées ou autres « babas-écolos ». Dans le pire des cas, l'allaitement prolongé est regardé comme une perversion psychiatrique, comme le maintien malsain d'un lien qui devrait être rompu plus vite (!). Ainsi, curieusement, le discours des « anti » (ou des perplexes) n'a rien de rationnel, il est affectif et passionnel, ne reposant en rien sur des données scientifiques ou objectives. Pourtant, celles-ci sont nombreuses, ainsi que le prouvent les recommandations de l'OMS à propos de l'allaitement jusqu'à 6 mois (intégral) et au-delà. (Reportez-vous à « Des raisons pour allaiter », p. 11.)

Dans la plupart des civilisations, pourtant, l'allaitement prolongé est la norme (jusqu'à 2 ou 3 ans), avant tout pour des raisons de survie, même s'il ne s'agit pas d'un allaitement exclusif. Ainsi, les pays qui, pour des raisons de « modernité » (mais en réalité pour profiter à l'industrie du lait !), ont abandonné l'allaitement ont connu des problèmes dramatiques de morbidité infantile (en grande partie dus à la dysenterie).

à quoi ressemble un allaitement prolongé ?

Lorsque le bébé atteint ses 6 mois, son alimentation va commencer à se diversifier. D'une alimentation liquide, il va passer à une alimentation solide. Du coup, l'allaitement va changer aussi. Le sein de maman va devenir davantage source de réconfort, de plaisir. Certaines tétées vont s'intensifier (le matin et le soir, par exemple, et parfois la nuit), tandis que d'autres dureront moins

VOS QUESTIONS

J'ai allaité mon premier enfant jusqu'à 9 mois. Mon aîné a aujourd'hui 2 ans et demi. J'attends un deuxième bébé et je redoute sa réaction face à l'allaitement du second. Comment faire ?

Expliquez-lui dès maintenant ce qui va se passer, en vous reportant à sa propre enfance. Si vous avez des photos de lui en train de téter, regardez-les ensemble.
Lors des tétées, gardez-le avec vous, prenez-le dans vos bras, afin qu'il ne se sente pas exclu. S'il demande à téter, selon votre propre réaction, vous pouvez accepter : il y a de grandes chances pour qu'une seule petite tétée lui soit suffisante pour se rassurer et qu'il vous annonce qu'il préfère être « grand ».
Quand le petit sera là, faites participer l'aîné, valorisez son alimentation de « grand », proposez-lui des plats qu'il aime particulièrement. Pourquoi pas un repas de fête à votre retour de la maternité ?
Enfin, donnez-lui aussi quelques tâches de « grand » par rapport au bébé : qu'il vous aide à le changer, qu'il le prenne dans ses bras (sous votre contrôle) pour le câliner.
Peut-être vous faudra-t-il dormir avec deux enfants dans votre lit pendant un moment ? Ce n'est pas grave. Il est normal que le plus grand ait envie de régresser. Tout rentrera dans l'ordre si vous prenez les choses avec calme et tendresse et si votre aîné est rassuré sur l'amour que ses parents lui portent.

longtemps ; elles ne seront plus « alimentaires » mais « psychologiques ».

Dans la journée, le bébé découvrant son environnement viendra chercher le réconfort et la réassurance en tétant, en retrouvant l'odeur et la chaleur familières, en renouant le lien si fort qui l'unit à sa mère. Il ne s'agit plus de « manger » mais de « câliner ». L'enfant va instaurer un va-et-vient indispensable à sa conquête du monde (« J'explore, je reviens, je repars »). Au fur et à mesure de sa croissance, en particulier dès que l'enfant marche, ce mouvement se précise, fondamental dans l'élaboration d'une bonne structure mentale, d'une acquisition solide de l'indépendance. Tous les enfants procèdent ainsi, mais l'allaitement permet aux petits d'être rassurés.

Progressivement, au fur et mesure de la maîtrise de l'indépendance, l'enfant va se détacher du sein. Cette première séparation mère/enfant se produit vers le troisième anniversaire (plus ou moins tôt, selon chacun). Parfois le sevrage se fait à l'occasion de l'arrivée d'un cadet : le lait se change à nouveau en colostrum. Et pour un grand enfant, le colostrum, ça n'a pas bon goût !

quand s'arrêter ?

En matière d'allaitement, il n'y a pas de norme ; c'est vous et votre bébé qui déciderez (dans le meilleur des cas). Mais si vous avez l'envie et la possibilité de poursuivre, profitez-en, et ne vous laissez pas influencer par ce que votre entourage pourra en penser et en dire ! Vous offrirez à votre bébé et à vous-même un excellent départ dans la vie, ainsi qu'un long moment de bonheur.

Si vous reprenez votre travail, vous n'êtes pas dans l'obligation de sevrer votre bébé :

reportez-vous à « Vous reprenez le travail », p. 84. Il est en effet tout à fait possible d'avoir une activité professionnelle et de continuer d'allaiter.

Enfin, lorsque l'allaitement se poursuit sur une longue période, le sevrage se fait en général tout seul, doucement et sans difficulté : l'enfant tète tout simplement de moins en moins, au fur et à mesure qu'il grandit et prend son indépendance. Moins il tète, moins il y a de lait. Et un jour, c'est fini !

les risques psychologiques existent-ils ?

Devoir se poser la question est révélateur de notre relation avec l'allaitement. **Non ! Il n'y a aucun risque à poursuivre l'allaitement**, au contraire ! Cela ne peut être que bénéfique.

Tous les bébés ont un besoin intense de leur maman (dans les premiers mois, voire les 2 premières années), et de leur maman davantage que de leur papa (ce qui ne veut pas dire qu'ils n'ont pas besoin de sa présence !). L'allaitement prolongé leur procure plus que du lait : le fort sentiment de sécurité affective, de présence compréhensive et accueillante dont ils ont un besoin vital pour grandir.

Cette « base » affective qu'on leur offre au moment exact où ils en ont besoin leur donnera toute la force nécessaire pour affronter et explorer le monde.

LES CAS PARTICULIERS

- ALLAITER DES JUMEAUX
- ALLAITER UN BÉBÉ PRÉMATURÉ
- ALLAITER UN BÉBÉ HOSPITALISÉ
- ALLAITER UN BÉBÉ MALADE
- ALLAITER UN BÉBÉ ADOPTÉ

allaiter des jumeaux

Bravo ! Vous avez fait un joli petit « doublon »,. Vous voulez allaiter ? Bonne idée ! Autant vous le dire tout de suite, vous allez sans doute passer pour une bête de cirque, une extraterrestre, voire une folle… Ce n'est pas une raison pour se laisser décourager. Une seule condition pour réussir l'allaitement : que le papa soit d'accord, car vous aurez besoin de tout son soutien, aussi bien matériel qu'affectif !

des bonnes raisons pour allaiter

- Les jumeaux naissant avec un petit poids reprendront plus vite que s'ils sont nourris au biberon.
- Les contractions post-partum sont amplifiées par l'allaitement et aident l'utérus à retrouver sa forme et sa tonicité. Quand on a attendu des jumeaux, on est forcément un peu plus distendue que lors d'une grossesse monopare. L'allaitement est donc encore plus utile !
- On fait des économies de temps (pas de biberons à nettoyer, à préparer, de packs d'eau à trimballer, de lait à stocker)… et d'argent. L'équivalent d'environ 1 500 euros par an. De quoi s'offrir un joli petit voyage avec le papa (et sans les jumeaux…) !
- Pour nourrir les deux petits goinfres, l'organisme des mamans puise dans les ressources de graisses en dépensant jusqu'à 1 000 calories par jour. On perd du poids sans même s'en apercevoir !

LES NUITS À TROIS (À QUATRE AVEC PAPA !)

Pas le choix : pour votre confort et éviter d'être exténuée, mettez les enfants dans votre chambre. Un petit conseil : optez pour le berceau communautaire. Les jumeaux adorent dormir ensemble : ils ont déjà vécu un long moment à deux. Lorsqu'un se réveille, prenez-le avec vous, dans le lit, sans vous lever, vous allaiterez allongée, c'est plus reposant. Reportez-vous aux deux positions d'allaitement allongé ci-après. Probable que vous vous rendormirez tous les trois…

comment vous y prendre ?

Suivez votre intuition et la volonté des bébés. Ils vous feront bien savoir s'ils veulent être allaités ensemble ou séparément. Munissez-vous d'oreillers et de coussins (pour vous appuyer, poser les bébés), suivez les conseils généraux pour l'allaitement car ce qui vaut pour un vaut pour deux. Et allez-y !

Reportez-vous aussi aux « Positions d'allaitement » des pages suivantes. Si vous êtes du genre inquiet, faites-vous un petit tableau, afin d'être sûre qu'un de vos enfants n'aurait pas tendance à téter trop peu. Deux prénoms, deux colonnes, les tétées notées avec l'heure… et voilà !

faites-vous aider

Plus encore que pour les mamans d'un enfant unique, vous avez grand besoin d'être aidée. La présence d'une aide

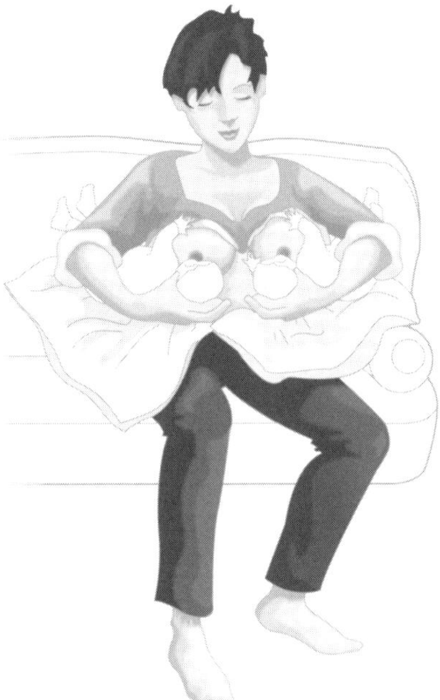

LE DOUBLE « RUGBY » (CI-CONTRE)
Les deux enfants sont posés sur des coussins, sous les bras de maman, leur tête se touchant, face aux seins. Une position très confortable quand on est fatiguée car vos bras sont libres, à condition d'accumuler les coussins jusqu'au confort maximum.

LA DOUBLE « MADONE » (CI-DESSOUS)
Les deux bébés sont mis au sein en position de « madone », les corps se croisant. Pour être plus confortable, posez un coussin sur vos genoux. Vous y mettrez vos enfants – ce qui soulagera le poids dans vos bras.

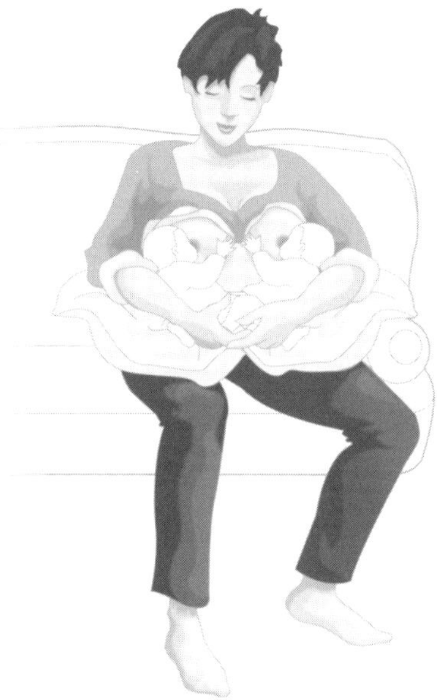

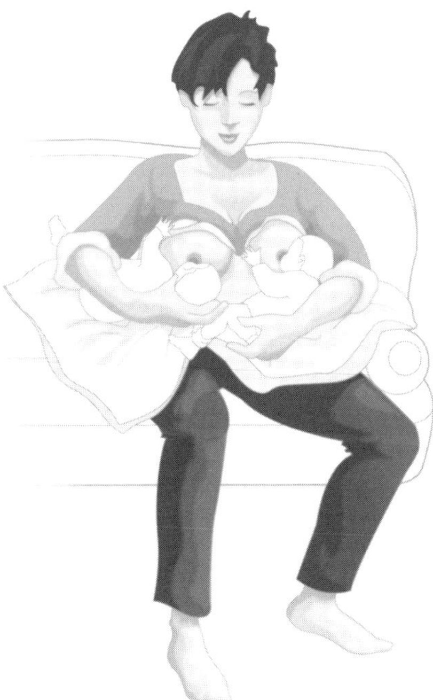

LA « MADONE » ET LE « RUGBY » (CI-CONTRE)
Posez un des bébés en position de « madone » classique, l'autre en ballon de « rugby », les pieds de l'un touchant presque la tête de l'autre. Ce dernier est glissé sous votre bras, le corps posé sur un coussin.

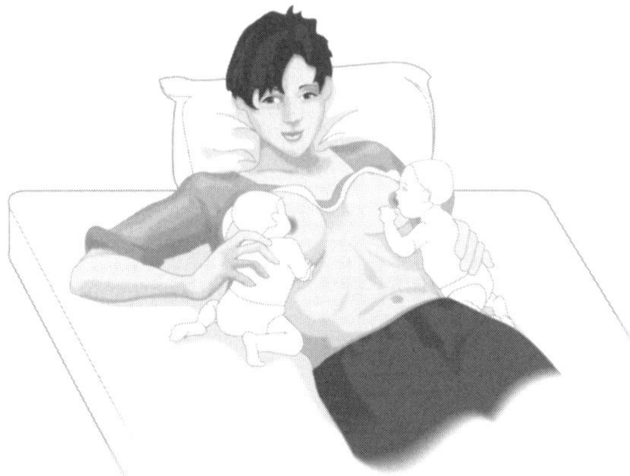

LA POSITION ALLONGÉE : LES ENFANTS À GENOUX
Vous êtes allongée sur le dos, la tête légèrement relevée. Placez chaque enfant à genoux sur le lit, de chaque côté de vous, vos bras les soutenant. Chacun peut ainsi téter son sein. Une position idéale, comme la suivante, si les deux bébés se réveillent en même temps durant la nuit.

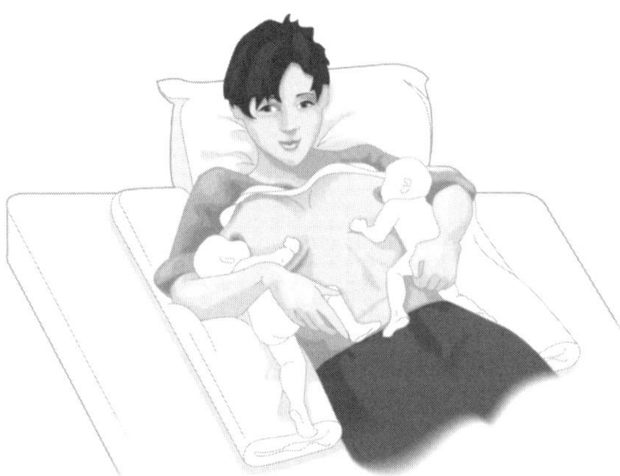

LA POSITION ALLONGÉE : LES ENFANTS ALLONGÉS
Comme la position précédente, vous êtes allongée sur le dos, mais cette fois les enfants sont allongés de chaque côté, surélevés sur des coussins pour faciliter la prise de sein.

Ces deux positions nécessitent la contribution du papa pour placer les enfants.

ménagère, qu'elle soit apportée par une personne de la famille ou une personne extérieure, est indispensable. Pensez-y durant la grossesse et renseignez-vous sur les solutions existantes. Peut-être votre mairie peut-elle vous proposer une aide ménagère, ou une association ? Ne l'utilisez pas seulement durant les 15 premiers jours, mais prévoyez-la pour au moins 3 mois, le temps que de vrais rythmes se mettent en place.

Enfin, n'hésitez surtout pas à appeler au secours dans les moments de découragement, de fatigue ou de doute. Les associations d'aide à l'allaitement sont là pour cela, et tout particulièrement dans le cas des mamans de jumeaux.

allaiter un bébé prématuré

Après leur naissance, les prématurés sont dans la plupart des cas nourris par perfusion. Plus ou moins rapidement, ils sont ensuite nourris par sonde gastrique, c'est-à-dire qu'on injecte directement le lait dans l'estomac de l'enfant à l'aide d'un petit tuyau. Puis, quand le petit a suffisamment de force, il peut alors téter. Et, comme la nature est bien faite, le lait maternel s'avère tout particulièrement adapté.

un lait parfaitement adapté

L'allaitement est en effet, et de loin, le meilleur mode d'alimentation pour le bébé né avant terme. On a d'ailleurs recours à une banque de lait pour les prématurés dont les mères ne peuvent ou ne veulent allaiter.

Pour plusieurs raisons, qui tiennent tant à certains facteurs physiologiques de l'enfant qu'aux qualités nutritionnelles du lait maternel mais aussi aux facteurs affectifs qui permettent d'établir rapidement, et fortement, une bonne relation entre la maman et le petit enfant.

- Le lait maternel est particulièrement digeste. Cet élément est essentiel quand on sait que le système digestif des prématurés est immature. En effet, le lait de maman contient une enzyme, la lipase, qui permet une meilleure digestion des lipides, essentiels au développement du bébé.

- Après avoir été nourri par perfusion, l'enfant pourra ainsi être plus rapidement nourri par sonde gastrique au lait maternel qu'il ne le serait avec du lait artificiel.

- Comme pour les bébés nés à terme, les prématurés sont protégés des infections par les anticorps du lait maternel. Or, ces bébés étant plus fragiles encore, cette protection leur apporte une défense des plus appréciables. D'autant plus que les « prémas » sont particulièrement sensibles aux infections intestinales…

- Le lait maternel, grâce à sa richesse en acides gras, favorise le développement d'une bonne vision, d'une croissance harmonieuse, d'un bon développement cérébral et moteur. Ce qui est particulièrement important pour les prématurés, plus fragiles et plus difficiles à « démarrer » que les autres bébés.

UN LAIT IDÉAL

La composition du lait d'une mère ayant accouché prématurément est différente de celle d'une maman ayant eu son bébé à terme. Il est parfaitement adapté aux besoins de son tout petit bébé : il contient davantage d'anticorps, de protéines, de sodium et de fer. C'est l'une des raisons qui rend préférable son utilisation dans l'alimentation d'un bébé en couveuse.
Par ailleurs, si une mère peut donner son lait sans stérilisation à son enfant, le lait d'une donneuse sera d'abord pasteurisé, processus qui détruit malheureusement une partie des anticorps.

comment le nourrir ?

Tout d'abord, **vous devrez très probablement tirer votre lait au début, même si bébé peut téter.** Il s'agit en effet de bien mettre en place la lactation. L'équipe de l'unité de soins est là pour vous aider, pour vous fournir un tire-lait. Néanmoins, à la maison, il faudra poursuivre l'opération, assez fréquemment pour entretenir et maintenir la lactation : chaque jour, il faudra tirer votre lait environ 10 fois, à raison d'au minimum 10 minutes à chaque sein, pour obtenir un lait riche en graisses. Pour que cela soit moins contraignant, choisissez alors un tire-lait qui permette d'extraire le lait des deux seins à la fois (voir « Tirer son lait », p. 49). Ceci permettra d'augmenter la production lactée.

Les premières tétées sont généralement assistées par ce que l'on appelle un « dispositif auxiliaire de lactation » (DAL). Il fonctionne selon un principe simple même si l'application ne va pas forcément de soi au début de son utilisation. Mais au bout de quelques tétées, cela se met en place. Le DAL est composé comme suit :

- un flacon ou un sachet dans lequel sera versé le lait de complément. Ce sachet est suspendu à votre cou par un cordon. Il se place alors entre vos seins;
- un petit tube, branché hermétiquement sur le sachet, se fixe sur le sein avec du sparadrap. Selon l'âge et les besoins de votre petit bout, vous pourrez choisir entre plusieurs tailles de tubes.

Le bébé au sein tète à la fois le tube et le sein. Ainsi le sein de maman est-il stimulé. Quand il sera assez fort pour téter le sein de maman, il n'y aura plus qu'à enlever les tuyaux !

faites-vous aider

Les mamans de prématurés, plus encore que les autres, ont besoin d'aide. N'hésitez pas à rejoindre des groupes qui vous apporteront le soutien nécessaire (adresses en fin d'ouvrage) tant techniquement que psychologiquement : on traverse des périodes de découragement quand on a un prématuré…

allaiter un bébé hospitalisé

Si votre enfant est hospitalisé, quelle qu'en soit la raison, vous devez vivre des moments difficiles, vous sentir plus ou moins coupable, en tout cas fragile. Voici comment vous pouvez aider votre bébé par votre lait, qu'il puisse ou non téter :

- Si votre petit bout ne peut pas se nourrir par voie orale, **maintenez votre lactation en tirant votre lait**, environ 6 fois par jour, à raison de 10 minutes par sein à chaque fois. Après l'hospitalisation, votre bébé aura plus que jamais besoin de votre lait pour retrouver sa belle santé.

- Dès que le bébé peut à nouveau avaler quelque chose, il est possible que l'allaitement direct soit impossible (par exemple, si l'enfant est trop faible). Ayez recours à l'une des techniques décrites dans « Sevrer votre bébé », p. 71 : utilisez une cuillère, une tasse ou une seringue à médicament pour lui donner votre lait. Ces astuces pour aider un bébé qui ne veut pas prendre le biberon peuvent, à l'inverse, se transformer en appoint avant le retour à l'allaitement.

- Lorsque bébé peut recommencer à téter, allaitez-le, avec l'accord des médecins et peut-être l'aide des infirmières.

LAISSER SON LAIT À L'HÔPITAL

- Afin que le lait ne puisse être confondu avec celui d'un autre bébé, indiquez clairement sur les biberons le nom de votre enfant, le numéro de la chambre et la date d'expression du lait. Et confiez les biberons aux infirmières pour qu'elles les conservent au réfrigérateur.
- Afin de ne pas empêcher ensuite un retour à l'allaitement, ce lait sera de préférence donné à la seringue ou à la cuillère afin que le petit ne prenne pas l'habitude de la tétine du biberon qui est beaucoup plus facile à téter.

- Continuez à tirer votre lait en prévision des moments où vous vous absenterez dans la journée, ou pour la nuit (si vous avez d'autres enfants, ils ont besoin de vous). (Voir « En votre absence », ci-desous).

Si votre bébé doit subir une intervention chirurgicale, posez la question au chirurgien, afin de savoir jusqu'à quel moment avant l'opération vous pouvez l'allaiter (6 heures ? 3 heures ?). Demandez aussi si vous pouvez accompagner votre petit jusqu'à la salle d'opération et combien de temps après l'intervention il sera possible de l'allaiter.

Soyez confiante en vous. Vous êtes irremplaçable pour la santé de votre bébé et sa guérison. Tous les médecins et les infirmières vous le diront : **les bébés dont la maman est présente à l'hôpital récupèrent plus vite – et ceux qui sont allaités encore davantage.** Jusqu'à présent, on n'a pas trouvé mieux !

en votre absence

Si le lait est donné au biberon, le retour à l'allaitement risque d'être difficile, en raison de la confusion entre la tétine, plus facile, et le sein. Discutez avec l'équipe soignante afin d'éviter cet inconvénient. L'allaitement peut en effet être poursuivi au moyen d'une seringue, d'une tasse ou d'une cuillère.

allaiter un bébé malade

Les petites maladies de bébé peuvent compliquer singulièrement l'allaitement : un bébé au nez bouché respire mal et tète mal ! Ce n'est pas facile. Pourtant, **en allaitant votre bout de chou, vous lui donnez une excellente arme pour se défendre et récupérer rapidement.**

rhinopharyngites et otites

- Avant la tétée, débouchez-lui le nez avec une dosette de sérum physiologique (à jeter après chaque utilisation).
- Pour faire téter le bébé, mettez-le en position verticale, assis sur vos genoux.
- Donnez-lui le sein fréquemment (il y a peu de chances que vous oubliiez : il se chargera de réclamer).
- Si le bébé refuse le sein (cela peut se produire en cas de fièvre), tirez votre lait pour éviter l'engorgement et maintenir la lactation, utilisez le compte-gouttes ou la cuillère (voir « Tirer son lait », p. 49, et « Sevrer votre bébé », p. 86), tout en continuant à proposer le sein régulièrement. Le bébé acceptera le sein une fois la fièvre descendue.
- Humidifiez la pièce où vous allaitez et la chambre où bébé dort.

DÉBOUCHER LE NEZ DE BÉBÉ

Un bon truc : le massage ! Posez un pouce de chaque côté du nez, au niveau des sinus, à hauteur des yeux, puis faites-les glisser lentement le long des ailes du nez. Recommencez quatre ou cinq fois en appuyant un peu plus le geste.

diarrhées et gastro-entérites

La diarrhée se différencie des selles liquides habituelles chez le bébé allaité par leur nombre (plus de 10 fois par jour), leur odeur nauséabonde (les selles de bébé au sein ne sentent pas mauvais) et parfois, mais pas toujours, leur consistance liquide.

Il ne faut pas attendre pour consulter un médecin : les diarrhées peuvent causer des déshydratations extrêmement rapides et donc dramatiques chez le nourrisson.

Surtout, n'arrêtez pas, sous prétexte qu'il régurgite beaucoup, de lui donner le sein. Au contraire, augmentez-en le nombre mais donnez-lui de petites quantités à chaque fois : votre lait reste toujours le meilleur aliment et la meilleure protection pour votre enfant, même et surtout durant la maladie. D'ailleurs, en cas d'hospitalisation pour gastro-entérite, les médecins recommandent la poursuite de l'allaitement en plus de perfusions de réhydratation, alors que l'alimentation au biberon est interrompue.

allaiter un bébé adopté

Quand on parle d'allaitement, on pense toujours aux enfants naturels et jamais aux enfants adoptés… **et pourtant, c'est possible, que vous ayez déjà eu des enfants ou pas !** C'est difficile, mais en restant réaliste et en visant un objectif raisonnable, c'est-à-dire en voulant essentiellement établir une relation affective avec son bébé, on peut y arriver. Il s'agit de la lactation dite « induite ». Sachez qu'elle ne sera pas aussi abondante qu'en cas de grossesse,

VOS QUESTIONS

Où me procurer un dispositif auxiliaire de lactation ?

- Passez par l'intermédiaire de votre pharmacien qui pourra vous en commander et regardez avec lui comment l'appareil se monte. Certaines sociétés sont spécialisées dans les accessoires d'allaitement pratiques, jolis et peu volumineux...
- Vous pouvez également vous faire aider par une association de soutien à l'allaitement. N'hésitez pas à les appeler : elles savent de quoi il s'agit, contrairement à la plupart des professionnels de santé, qui ignorent complètement l'existence de ce genre de dispositif.
- Si vous avez la chance d'habiter à proximité d'une maternité « Amie des bébés », téléphonez et demandez qu'on vous aide. Il y a toujours une puéricultrice spécialisée dans l'allaitement qui pourra vous apporter conseils et soutien.

mais même si c'est peu, c'est déjà énorme ! Et quel meilleur moyen pour une adoption réciproque maman/bébé ?

- **Premier point : obtenir le soutien plein et entier de son conjoint et du reste de la famille.** Il y a des moments de découragement à prévoir. La lactation induite peut ne donner qu'un faible résultat – quelques gouttes de lait – et le changement hormonal qu'elle entraîne provoque des troubles de l'humeur parfois désagréables. C'est durant ces moments-là que vous aurez le plus grand besoin de réconfort, de votre compagnon ou de votre famille. Faites-vous suivre et aider soit par une association, soit par une spécialiste en allaitement. Il en existe encore trop peu, même si les choses semblent progresser.

- **Second point : si possible, commencer la relactation le plus tôt possible,** dès que le processus de l'adoption est confirmé.

Le bébé adopté doit être suffisamment jeune pour ne pas avoir « oublié » l'allaitement et être capable de se remettre au sein. En tétant très fréquemment comme le font les nourrissons, la lactation pourra se mettre en marche – ce qui ne pourra pas être le cas avec un enfant plus grand, qui ne tète pas autant.

Si l'enfant est grand, et même s'il est déjà passé à l'alimentation solide, vous pouvez tout de même décider de lui donner le sein, il s'agira alors d'un super-câlin. Dans ce cas, laissez-le s'habituer à votre voix, votre visage, votre odeur avant de lui proposer progressivement le sein, sans forcer s'il semble refuser. Laissez-le contre votre sein, même s'il ne tète pas. Gardez-le avec vous la nuit, mettez-le dans un porte-bébé pour le garder contre vous le plus souvent possible.

la lactation induite

tirer son lait

Dès que possible, et avant l'arrivée de l'enfant, commencez à extraire votre lait à l'aide d'un tire-lait double (pour les deux seins) qui stimule les seins au maximum.

- D'abord 5 minutes à chaque sein, 4 fois par jour durant 1 semaine.
- Puis 8 fois par jour pendant 1 semaine, 5 minutes également à chaque fois.
- Enfin, toutes les heures ou toutes les 2 heures jusqu'à l'arrivée du bébé.

utiliser un médicament ?

La prescription d'un médicament favorisant la lactation facilitera le processus. Le plus couramment utilisé est le Métoclopramide. L'intervention et l'adhésion totale de votre médecin (de préférence un gynécologue) à votre démarche de lactation induite sont essentielles : si vous sentez la moindre réticence, mieux vaut se tourner vers quelqu'un d'enthousiaste.

quand bébé arrive

Dès l'arrivée du bébé (s'il l'accepte), mettez-le au sein (à condition qu'il soit encore à une alimentation liquide, c'est-à-dire qu'il ait moins de 6 mois). Ce contact est fondamental : il vous permettra de concrétiser le moment pour lequel vous vous êtes tant préparée depuis des jours (des semaines). Puis, à l'instar d'un nouveau-né, donnez-lui le sein aussi souvent qu'il le réclame et même davantage, en partant de l'axiome selon lequel plus le bébé tète, plus la maman a de lait.

augmenter vos chances

Si pour l'instant la quantité de lait que vous produisez est insuffisante pour nourrir totalement votre enfant, utilisez le même procédé que celui employé pour l'allaitement des bébés prématurés : le dispositif auxiliaire de lactation (voir « Allaiter un bébé prématuré », p. 101). Le bébé au sein tète à la fois le tube et le sein. Ainsi, tout en recevant la quantité de lait nécessaire à son développement, il stimule le sein de sa maman, entraînant une lactation plus importante.

Peu à peu, si la production devient plus importante, il sera possible de se passer de ce dispositif, soit, dans le meilleur des cas, de manière définitive, soit pour quelques tétées. Il suffira alors de passer à un tube plus petit et de remplir moins le sachet.

Quoi qu'il en soit, aussi peu que reçoive le bébé de sa maman, cette petite quantité sera essentielle pour lui.

ANNEXES

- ADRESSES UTILES
- BIBLIOGRAPHIE
- SITES INTERNET

adresses utiles

les associations

Solidarilait

26, boulevard Brune, 75014 Paris
Tél. 01 40 44 70 70

Cette association se trouve dans les locaux du Centre de néonatalogie, à Paris.

En appelant, vous trouverez toujours une conseillère en allaitement (ou ses coordonnées) qui répondra à toutes vos questions, saura vous rassurer, vous redonner confiance, ou vous diriger vers une réunion de mamans.

La Leche League

www.lllfrance.org
contact@lllfrance.org
Tél. 01 39 584 584

Pour toutes informations, coordonnées des animatrices de garde et des antennes locales, très nombreuses.

La Leche League est une association américaine née en 1956 et implantée en France en 1979. Ses membres (de nombreuses consultantes bénévoles) ne cessent d'informer les mères et les pères et de travailler avec les organismes internationaux (OMS et Unicef notamment) et nationaux (maternités) pour promouvoir l'allaitement maternel. Vous trouverez conseils, infos et soutien actif auprès d'animatrices, le plus souvent des femmes ayant allaité leurs enfants et désireuses de transmettre leur expérience. Que ce soit au cours des réunions avec d'autres mères ou au téléphone, elles ne ménagent pas leur peine pour vous venir en aide !

La Cofam

www.coordination-allaitement.org

La Coordination française pour l'allaitement maternel propose une liste exhaustive et régulièrement mise à jour des adresses et numéros de téléphone des différentes associations d'aide à l'allaitement à travers la France. Si vous ne trouvez pas votre bonheur dans cette page, allez consulter leur site.

La Semaine mondiale de l'allaitement maternel (SMAM)

www.coordination-allaitement.org

Depuis 1992, l'Alliance mondiale de l'allaitement maternel (WABA, en anglais, World Alliance for Breastfeeding Action) organise la Semaine mondiale de l'allaitement maternel. En France, et dans plusieurs pays de l'hémisphère Nord, la SMAM a lieu tous les ans en octobre. Chaque année, des professionnels, des associations, des parents, concernés ou simplement intéressés par l'allaitement, se retrouvent, échangent, assistent à des conférences, des débats, organisent diverses manifestations, destinées à mieux faire connaître l'allaitement maternel et à le promouvoir. Les thèmes sont différents chaque année. En 2009 : « Allaitement maternel : une réponse vitale en situation d'urgence ».

autres organisations

La plupart des associations et organismes mentionnés ci-dessous proposent pour les mamans allaitantes une assistance par téléphone ainsi que des réunions, un service de documentation ou encore des ateliers thématiques et des manifestations pendant la SMAM.

01 – Ain
Galactée
Tél. 04 72 07 01 00

Informations pour l'allaitement – Ain
Tél. 04 74 25 64 89

07 – Ardèche
Femmes/sages-femmes pour une autre naissance en Ardèche
Tél. 04 75 93 45 95

13 – Bouches-du-Rhône
Massilia Infos Allaitement
Tél. 04 91 44 10 62

14 – Calvados
Allô Allaitement 14
Tél. 02 31 61 02 00

Réseau normand pour l'allaitement (RENOAL)
Tél. 02 31 67 98 00

15 – Cantal
PMI, Hôtel du Département 15
Tél. 04 71 46 20 47

17 – Charente-Maritime
Info Allaitement 17
Tél. 05 46 00 64 66

21 – Côte-d'Or
À lait T
Tél. 03 80 34 18 04

22 – Côtes-d'Armor
J'allaite
Tél. 06 07 45 47 67

24 – Dordogne
Allaiter cool
Tél. 04 75 46 54 00

25 – Doubs
Allaiter
Tél. 04 75 85 59 39

29 – Finistère
Service PMI 29
Tél. 02 98 76 22 03

30 – Gard
Allaitement des jumeaux et plus
Tél. 04 66 51 03 17

32 – Gers
Entraide Allaitement en Comminges
Tél. 05 61 90 54 82

Allô Allaitement 31
Tél. 05 61 03 19 64

33 – Gironde
Naissance et Allaitement, Petite Enfance
Tél. 05 58 71 77 95

34 – Hérault
Le Tétou
Tél. 06 13 46 02 18

38 – Isère
La Voie lactée
Tél. 04 76 40 09 90

39 – Jura
Les Marm'au lait
Tél. 03 84 33 05 06

40 – Landes
Naissance et Allaitement, Petite Enfance
Tél. 05 58 71 77 95

42 – Loire
Écoute Lait
Tél. 04 77 41 67 50

Lactarium Charles-Beutter
Tél. 04 77 93 64 66

50 – Manche
Cherbourg Allaitement
Tél. 02 33 04 09 90

51 – Marne
Mères qui informent sur l'allaitement maternel (MIAM)
Tél. 02 43 37 85 15

Service PMI 51
Tél. 02 43 59 14 40
ou 02 43 59 14 56

56 – Morbihan
Naître en Morbihan
Tél. 02 97 46 16 06

65 – Hautes-Pyrénées
Lact'Écoute
Tél. 04 73 26 08 99

68 – Haut-Rhin
Infos Allaitement 68
Tél. 03 89 53 52 72

69 – Rhône
Services PMI 69
Tél. 04 72 61 78 40

Galactée
Tél. 04 72 07 01 00

73 – Savoie
Groupe Allaitement 73
Tél. 04 79 25 17 82

Annecy Allaitement
Tél. 04 50 22 86 10

76 – Seine-Maritime
SOS Allaitement 76
Tél. 02 35 75 42 42

78 – Yvelines
Mater'Lait Solidarilait
Tél. 01 39 79 52 63

79 – Deux-Sèvres
Allô Allaitement 79
Tél. 05 49 81 09 69

80 – Somme
Direction Enfance et Famille, service PMI 80
Tél. 03 22 97 22 80

86 – Vienne
Infos Allaitement 86
Tél. 05 49 52 77 64

87 – Haute-Vienne
Infos Allaitement 87
Tél. 05 55 03 31 50

Naître Allaiter Grandir
Tél. 01 29 56 28 61

les maternités « amies des bébés »

Elles ne sont encore que dix en France (il en existe 20 000 dans le monde aujourd'hui). Ce label est attribué par l'OMS et l'Unicef depuis 1992 aux maternités qui répondent pleinement aux dix conditions citées ci-dessous. L'évaluation et l'attribution du label se font à la suite d'un contrôle approfondi des conditions d'accueil des mamans et de leurs enfants, tant sur le plan médical que sur le plan psychologique et du soutien qui est apporté à l'allaitement maternel.

Un Office national de qualification est constitué dans chaque pays pour lancer et organiser l'Initiative Hôpital « Ami des bébés ». Son rôle consiste à informer toutes les maternités de l'existence de cette Initiative, à les aider dans les démarches pour l'obtention du label, à organiser les évaluations et à décerner le label.

Pour chaque évaluation, l'Office national nomme un comité d'évaluation qui se rend dans l'hôpital candidat, interroge les mères, le personnel soignant, visite les locaux. Au vu de cette évaluation, un comité d'attribution, nommé également par l'Office national, juge les pratiques de la maternité et décide de l'attribution du label.

dix maternités en France

- Pôle Mère-Enfant du centre hospitalier de Lons-Le-Saulnier (Jura)
- Maternité du centre hospitalier de Cognac (Charente)
- Maternité de l'hôpital de Sainte-Affrique (Aveyron)
- Maternité du centre hospitalier de Mont-de-Marsan (Landes)
- Maternité du centre hospitalier d'Arcachon (Gironde)
- Maternité de la clinique Adassa à Strasbourg (Alsace)
- Maternité des Bleuets à Paris
- Maternité du centre hospitalier d'Ancenis (Loire-Atlantique)
- Maternité du centre hospitalier de Cambrai (Nord)
- Pôle Mère-Enfant du centre hospitalier de Roubaix (Nord)

dix conditions pour un label

- Adopter une politique d'allaitement maternel formulée par écrit.
- Donner à tous les membres du personnel soignant les compétences nécessaires pour mettre en œuvre cette politique.
- Informer toutes les femmes enceintes des avantages de l'allaitement maternel.
- Aider les mères à commencer d'allaiter leur enfant dans la demi-heure suivant la naissance.
- Indiquer aux mères comment pratiquer l'allaitement au sein.

- Ne donner aux nouveau-nés aucun aliment ni aucune boisson autre que le lait maternel, sauf indication médicale.
- Laisser l'enfant avec sa mère 24 heures par jour.
- Encourager l'allaitement au sein à la demande de l'enfant.
- Ne donner aux enfants nourris au sein aucune tétine artificielle ou sucette.
- Encourager la constitution d'associations de soutien à l'allaitement maternel et leur adresser les mères dès leur sortie de l'hôpital ou de la clinique.

Par ailleurs, la maternité ne doit pas recevoir de fonds de la part de l'industrie alimentaire infantile.

bibliographie

- *L'Art de l'allaitement maternel*, La Leche League.
- Boris Cyrulnik, *Sous le signe du lien*, Hachette Littérature, 1997.
- Claude Didierjean-Jouveau, *Allaiter, c'est bon pour la santé*, La Leche League.
- Sheila Kitzingler, *Breastfeeding your baby*, Dorling Kindresley, Londres, 1994.
- Nathalie Roques, *Allaitement maternel et proximité mère-bébé*, Erès, 2003.
- Marie Thirion, *L'Allaitement : de la naissance au sevrage*, Albin Michel, 2004.
- Pascale Walter, Action pour l'allaitement, *Guide de l'allaitement et du sevrage*, La Découverte, 2004.

sites internet

www.coordination-allaitement.org
Le site de la Coordination française pour l'allaitement maternel regroupe diverses organisations et travaille en liaison avec l'OMS et l'Unicef. Une mine de renseignements, avec des liens vers d'autres sites...

www.oms.com
www.unicef.com
www.anaes.com
Les rapports de l'OMS, de l'Unicef et de l'ANAES concernant l'allaitement sont en ligne sur leur site respectif.

www.avent.com
www.medela.com
Le site de la marque anglaise Avent et celui de la marque allemande Medela pour avoir des informations sur (voire commander) un tire-lait de qualité et autre matériel parfaitement adapté à bébé.

quelques-uns des nombreux autres sites concernant l'allaitement
www.allaitement-jumeaux.com
www.medela.com
www.monallaitement.com
www.allaitement.net
www.mamielait.com
www.reseauproteus.net
www.geocities.com

www.medialactee.com
www.almafil.com
www.reseau-mdam.com
www.allaitement.com
www.infor-allaitement.be
www.grainedeveil.com (accessoires)
www.lesmiam.free
www.madcow2002.free.fr
www.sosallaitement.ifrance.com
www.femiweb.com
www.allaite.online.fr
www.liewensufank.lu
www.lavoixlactee.be
www.infoallaitement-17

table des matières

Avec la collaboration d'Elisabeth Boyer

Imprimé en France par Mame
Dépot légal : mai 2010
ISBN : 978-2-501-05178-1
4086534